VODIČ ZA

LARINGE-KTOMIRANE OSOBE

Itzhak Brook MD

Naslov izvornika:
Itzhak Brook, MD, Msc, The laryngectomee guide

Copyright © 2013 by Itzhak Brook, MD

ISBN: 148392694X

ISBN 13: 9781483926940

Na hrvatski jezik prevela i prilagodila:
izv. prof. dr. sc. Ivona Djurkin Kušec

Stručni recenzent hrvatskog prijevoda:
Vladimir Bajtl, dr. med.

VODIČ ZA LARINGEKTOMIRANE OSOBE

Mr. sc. ITZHAK BROOK, MD

Sadržaj

POSVETA

Knjiga je posvećena mojim kolegama laringektomiranim osobama i njihovim njegovateljima zbog njihove hrabrosti i posvećenosti

PRIZNANJE

Zahvaljujem se Joyce Reback Brook i Carole Kaminsky na njihovoj uredničkoj pomoći.

IZJAVA O OGRANIČENJU ODGOVORNOSTI

Dr. Brook nije stručnjak za otorinolaringologiju i kirurgiju glave i vrata. Ovaj vodič nije zamjena za medicinsku njegu od strane medicinskih stručnjaka.

Slike 1, 4-6, 9 i 10 objavljene su uz dopuštenje tvrtke **Atos Medical Inc.**

Predgovor hrvatskom prijevodu

Zovem se Ivona i kćerka sam laringektomirane osobe. Tijekom očeve borbe s karcinomom, a posebno nakon laringektomije, cijela naša obitelj susrela se s brojnim pitanjima i izazovima, a odgovore na mnoge od njih pronašli smo upravo u ovom vodiču. Moj tata nažalost više nije s nama, ali znam da bi želio da i vi, laringektomirane osobe i njihovi njegovatelji, imate nešto gdje biste mogli naći odgovore na svoja pitanja, ali i utjehu u teškim trenutcima znajući da niste jedini u svojoj borbi s brojnim izazovima na koje nailazite.

Ovaj prijevod posvećen je uspomeni na mog oca, ali i svima vama, laringektomiranim osobama, i njihovim majkama, očevima, braći, sestrama i djeci. Budite i ostajte uporni i jaki. Mi smo u mislima uz vas.

Izv. prof. dr. sc. Ivona Djurkin Kušec

UVOD

Ja sam liječnik koji je 2008. godine postao laringektomirana osoba. Karcinom larinksa (rak grla) mi je dijagnosticiran 2006. godine i u početku je bio liječen zračenjem. Dvije godine nakon što se karcinom vratio, moji liječnici su preporučili totalnu laringektomiju, koja bi mi pružila najbolje šanse za uklanjanje raka. Dok ovo pišem, prošlo je pet godina od moje operacije i nije bilo znakova da se rak vratio.

Nakon što sam i sam postao laringektomirana osoba, shvatio sam veličinu izazova s kojima se suočavaju nove laringektomirane osobe u učenju kako se brinuti o sebi.

Prevladavanje ovih izazova zahtjeva svladavanje novih tehnika brige o dišnim putevima, suočavanje s doživotnim neželjenim učincima zračenja i ostalih tretmana, život s posljedicama operacija, suočavanje sa neizvjesnostima budućnosti i borbu s psihološkim, društvenim, medicinskim i stomatološkim problemima. Također sam naučio i o teškoćama života kao osoba koja je preživjela karcinom glave i vrata. Karcinom grla i njegovo liječenje utječu na neke najosnovnije ljudske funkcije, komunikaciju, prehranu i socijalnu interakciju.

Kako sam se postupno naučio nositi sa svojim životom, životom laringektomirane osobe, shvatio sam da se rješenja mnogih problema ne temelje samo na medicini i znanosti, nego i na iskustvu proizašlom iz pokušaja i pogrešaka. Također sam shvatio da ono što vrijedi za jednu osobu, ne mora uvijek vrijediti za drugu, jer su povijest bolesti, anatomija i osobnost svakog pojedinca različiti, te su i rješenja njihovih problema različita. Međutim, neki opći principi njege korisni su većini laringektomiranih osoba. Imao sam sreću da sam imao koristi od svojih liječnika, logopeda i drugih laringektomiranih osoba dok sam učio kako se brinuti o sebi i kako prebroditi bezbroj svakodnevnih izazova.

Postupno sam shvatio da će nove, pa čak i davno laringektomirane osobe, vjerojatno poboljšati kvalitetu svojih života učeći kako se bolje brinuti o sebi. U tu svrhu otvorio sam internet stranicu (http://dribrook.blogspot.

com/) za pomoć laringektomiranim i drugim osobama koji boluju od raka glave i vrata. Stranica se bavi medicinskim, stomatološkim i psihološkim pitanjima, a također sadrži linkove za video zapise o umjetnom disanju i druga informativna predavanja.

Ovaj praktični vodič zasnovan je na vlastitoj internet stranici i namijenjen je pružanju praktičnih informacija koje mogu pomoći laringektomiranim osobama i njihovim njegovateljima u rješavanju medicinskih, stomatoloških i psiholoških pitanja. Vodič sadrži informacije o neželjenim učincima zračenja i kemoterapije; metodama govora nakon laringektomije; kako se brinuti za dišne putove, o traheostomi, filterima za izmjenu topline i vlage (HME filteri) i govornim protezama. Osim toga, u vodiču se bavim problemima prehrane i gutanja, medicinskim, stomatološkim i psihološkim problemima, disanjem i anestezijom, te kako putovati kao laringektomirana osoba.

Ovaj vodič nije zamjena za profesionalnu medicinsku njegu, ali nadam se da će biti koristan laringektomiranim osobama i njihovim njegovateljima u prevladavanju izazova s kojima su suočeni u svojim životima.

POGLAVLJE 1

DIJAGNOZA I LIJEČENJE KARCINOMA LARINKSA

Pregled

Karcinom larinksa utječe na funkciju govora. Rak koji počinje u grkljanu naziva se karcinom larinksa; karcinom donjeg dijela ždrijela naziva se **karcinom hipofarinksa** (hipofarinks je dio grla (ždrijela) koji leži pored i iza grkljana.) Ovi karcinomi su vrlo blizu jedan drugome, a principi liječenja oba su slični i mogu uključivati laringektomiju. Iako se rasprava u daljem tekstu bavi karcinomom larinksa (grkljana), on je općenito primjenjiv i na karcinom hipofarinksa.

Karcinom grkljana nastaje kada se u grkljanu pojave maligne stanice. Grkljan sadrži glasnice (ili nabore) koje vibriranjem stvaraju zvukove koji stvaraju čujan glas kada vibracije odjekuju kroz grlo, usta i nos.

Grkljan je podijeljen u tri anatomske regije: glotis (u sredini grkljana, uključuje glasnice); supraglotis (u gornjem dijelu grkljana uključuje epiglotis, aritenoide i ariepiglotske nabore i lažne glasnice); i subglotis (donji dio grkljana). Dok se rak može razviti u bilo kojem dijelu grkljana, većina karcinoma grkljana potječe iz glotisa. Supraglotični karcinomi su rjeđi, a subglotični tumori su najmanje učestali.

Karcinom larinksa i hipofarinksa može se proširiti direktnim zahvaćanjem susjednih struktura, metastaziranjem u regionalne vratne limfne čvorove ili, još udaljenije, putem krvi u druge dijelove tijela. Udaljene metastaze najčešće su na plućima i jetri. Planocelularni karcinomi čine 90 do 95 posto karcinoma grkljana i hipofarinksa. Pušenje i prekomjerna upotreba alkohola glavni su faktori rizika za rak grkljana. Izloženost Humanom Papiloma Virusu (HPV) najčešće je povezana s karcinomom orofarinksa, a u manjoj mjeri s rakom grkljana i hipofarinksa.

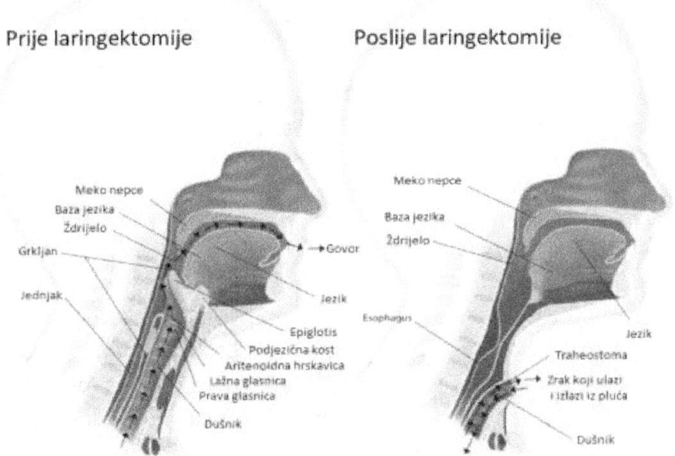

Slika 1: Anatomija prije i nakon laringektomije

U SAD-u živi 50.000 do 60.000 laringektomiranih osoba. Prema statistič-kim podatcima Američkog nacionalnog instituta za rak (Surveillence Epidemiology and End Results (SEER) Cancer Statistics Review) procjenjuje se da se u SAD-u kod preko 12.000 muškaraca i žena dijagnosticira rak grklja-na (https://seer.cancer.gov/statfacts/html/laryn.html). Broj novih laringek-tomiranih osoba u padu je iz razloga što sve manji broj ljudi puši, ali i novi terapijski pristupi koji nisu tako radikalni i mogu poštedjeti grkljan.

Dijagnoza

Simptomi i znakovi karcinoma larinksa uključuju:
- Neuobičajene zvukove prilikom disanja
- kronični kašalj (sa i bez krvi)
- otežano gutanje
- osjećaj stranog tijela u grlu
- promuklost koja se ne poboljšava ni nakon 1 - 2 tjedna
- bol u vratu i uhu
- bol u grlu koji se ne poboljšava nakon 1-2 tjedna, čak ni uz antibiotike
- otekline ili čvorovi (kvrge) na vratu
- nenamjerni gubitak na težini

Simptomi povezani s rakom grkljana ovise o njegovoj lokaciji. Trajna promuklost može biti prvi simptom kod raka srednjeg dijela grkljana. Kasniji simptomi mogu uključivati poteškoće u gutanju, bol u ušima, dugotrajni i ponekad krvavi kašalj te promuklost. Supraglotični karcinomi često se dijagnosticiraju tek kada uzrokuju opstrukciju dišnog puta ili opipljive metastaze limfnih čvorova. Primarni subglotični tumori obično se javljaju promuklošću ili otežanim disanjem prilikom napora.

Ne postoji specifičan test koji može točno dijagnosticirati karcinom. Potpuna procjena pacijenta generalno zahtjeva detaljnu anamnezu i fizikalni pregled zajedno s dijagnostičkim testovima. Potrebno je provesti mnogo testova kako bi se utvrdilo ima li osoba rak ili neko drugo stanje (poput infekcije) oponaša simptome raka. Učinkovito dijagnostičko testiranje koristi se za potvrđivanje ili eliminaciju prisutnosti raka, nadzor njegovog napretka, planiranje i procjenu učinkovitosti liječenja.

U nekim je slučajevima potrebno izvršiti ponovljeno testiranje ukoliko se stanje osobe promijenilo, ako prikupljeni uzorak nije dobre kvalitete ili ako treba potvrditi rezultate testa. Dijagnostičke procedure za otkrivanje karcinoma mogu uključivati radiološku obradu, laboratorijske pretrage, biopsiju tumora, endoskopski pregled, operaciju ili genetsko testiranje.

Sljedeći testovi i postupci mogu se koristiti za dijagnosticiranje i određivanje stadija karcinoma grkljana koji utječe na izbor liječenja:

Pregled grla i vrata: Ovaj pregled omogućava liječniku da opipa natečene limfne čvorove na vratu i pomoću ogledalca vidi postojanje znakova bolesti u grlu.

Endoskopija: postupak promatranja tijela iznutra pomoću endoskopa (fleksibilne osvijetljene cijevi) kroz nos ili usta u gornji dio dišnog puta do grkljana, omogućavajući ispitivaču da izravno pregleda ove strukture.

Laringoskopija: Postupak pregleda grkljana ogledalcem ili rigidnim laringoskopom.

CT (kompjuterska tomografija): Procedura koja generira niz detaljnih radiografija tijela snimljenih iz različitih smjerova. Kontrastni materijal kao što je ubrizgana ili progutana boja, omogućuje bolju vizualizaciju organa ili tkiva.

MRI (snimanje magnetnom rezonancom): Postupak koji koristi magnet i radio valove kako bi se generirao niz detaljnih slika područja unutar tijela.

Barijska kaša: Postupak pregleda jednjaka i želuca u kojem pacijent pije otopinu kontrastnog sredstva („kreda" - barijska kaša) koja oblaže jednjak i želudac, nakon čega se izvodi RTG snimanje.

Biopsija: postupak pri kojem se uzima uzorak tkiva i pregledava pod mikroskopom ne bi li se provjerilo postoje li u njemu stanice raka.

Potencijal za oporavak od karcinoma grkljana zavisi od sljedećeg:
· opsega širenja raka („stadij")
· izgleda stanica raka („stupanj")
· lokacije i veličine tumora
· starosti, spola i općeg zdravstvenog stanja pacijenta

Uz to, pušenje i konzumiranje alkohola smanjuju učinkovitost liječenja raka grkljana. Manja je vjerojatnost izlječenja i veća vjerojatnost razvitka drugog tumora u pacijenata s larengalnim karcinomom koji nastave pušiti i konzumirati alkohol.

Liječenje raka grkljana

Osobe sa ranim ili malim rakom grkljana mogu se liječiti operacijom ili radioterapijom. Liječenje osoba s uznapredovalim rakom grkljana može zahtijevati kombinaciju tretmana. To može uključivati operaciju i kombinaciju radioterapije i kemoterapije, koji se obično daju istovremeno.

Ciljana terapija je još jedna terapijska opcija posebno usmjerena na uznapredovali karcinom grkljana. Ciljana terapija protiv raka primjenjuje se upotrebom lijekova ili drugih tvari koje blokiraju rast i širenje raka interferirajući sa specifičnim molekulama uključenim u rast i razvitak tumora.

Izbor liječenja ovisi uglavnom o općem zdravstvenom stanju pacijenta, lokaciji tumora i o tome je li se rak proširio na druga mjesta. U planiranju liječenja generalno surađuje tim medicinskih stručnjaka.

Oni mogu uključivati:
· otorinolaringologe
· kirurge glave i vrata
· medicinske onkologe
· radijacijske onkologe

Ostali zdravstveni radnici koji mogu biti članovi tima su stomatolozi, plastični i rekonstrukcijski kirurzi, logopedi, onkološke sestre, nutricionisti i psiholozi.

Opcije liječenja ovise o slijedećem:
· stupnju širenja raka („stadij"),
· mjestu i veličini tumora,
· održavanju pacijentove sposobnosti normalnog govora, uzimanja hrane i disanja što je duže moguće,
· je li se karcinom vratio.

Medicinski tim pacijentu opisuje dostupne mogućnosti liječenja kao i očekivane rezultate te moguće neželjene nuspojave liječenja. Pacijenti bi trebali pažljivo razmotriti dostupne mogućnosti i razumjeti kako ti tretmani mogu utjecati na njihovu sposobnost uzimanja hrane, gutanja i govora, te hoće li ovi tretmani promijeniti njihov izgled za vrijeme i nakon tretmana. Pacijent/ica i njegov/njezin medicinski tim mogu zajedno raditi na izradi plana liječenja koji odgovara pacijentovim potrebama i očekivanjima.

Dodatna briga za kontrolu boli i drugih simptoma koji mogu ublažiti potencijalne nuspojave i ublažiti emocionalne probleme treba biti na raspolaganju prije, za vrijeme i nakon liječenja raka.

Pacijente treba dobro informirati prije nego što donesu odluku. Ako je potrebno, korisno je dobivanje drugog medicinskog i/ili kirurškog mišljenja. Poželjno je da pacijent ima pratnju (član obitelji ili prijatelj/ica) na raspravama s medicinskim timom, jer oni mogu pomoći pacijentu u donošenju najbolje odluke. Predlaže se medicinskom timu postaviti sljedeća pitanja:
· Koja je veličina, lokacija, proširenost i stadij tumora?
· Koje su mogućnosti liječenja? Uključuju li operaciju, radioterapiju, kemoterapiju ili njihovu kombinaciju?
· Koje su očekivani neželjeni učinci, rizici i koristi svake od vrste tretmana?
· Kako se mogu tretirati neželjene nuspojave?
· Kakav će mi biti glas sa svakim od gore navedenih tretmana?
· Koje su šanse da ću moći normalno jesti?
· Kako se pripremiti za liječenje?
· Hoće li za liječenje biti potreban boravak u bolnici i, ako da, koliko dugo?

- Koliki je procijenjeni trošak liječenja i hoće li ga zdravstveno osiguranje pokriti?
- Kako će tretman utjecati na život, rad i uobičajene aktivnosti?
- Predstavlja li istraživačka studija (kliničko ispitivanje) dobru opciju?
- Može li liječnik preporučiti stručnjaka za drugo mišljenje vezano za mogućnosti liječenja?
- Koliko često i koliko dugo će biti potrebe za praćenjem zdravstvenog stanja?

POGLAVLJE 2

OPERACIJA: VRSTE LARINGEKTOMIJA, ISHODI, TRETMAN BOLA I TRAŽENJE DRUGOG MIŠLJENJA

Vrste laringektomija

Liječenje karcinoma larinksa često uključuje operativni zahvat. Tijekom operativnog zahvata kirurg može koristiti skalpel ili laser. Laserska operacija se izvodi pomoću uređaja koji stvara intenzivan snop svjetlosti koji reže ili uništava tkiva.

Postoje dvije vrste operativnog zahvata za uklanjanje karcinoma grkljana:

Parcijalna laringektomija (uklanjanje dijela larinksa): kada kirurg uklanja dio grkljana koji je zahvaćen tumorom.

Totalna laringektomija (uklanjanje cijelog larinksa): kada kirurg uklanja cijeli grkljan i okolna tkiva.

Limfni čvorovi koji su u blizini tumora ili predstavljaju tijelo lokalnih metastaza, mogu se ukloniti tijekom parcijalne ili totalne laringektomije.

Pacijent će se u pojedinim situacijama morati podvrgnuti rekonstruktivnoj ili plastičnoj operaciji; kada kirurg uzima tkiva s drugih dijelova tijela kako bi popravio novonastali defekt na mjestu operacije.

Rekonstruktivna ili plastična operacija ponekad se izvodi u isto vrijeme kada se uklanja karcinom, a može se izvesti i kasnije. Oporavak nakon operacije zahtjeva vrijeme Vremenski period potreban za oporavak varira od osobe do osobe.

Posljedice operacije

Najčešće posljedice operacije mogu uključiti sve ili nešto od sljedećeg:

- Oticanje grla i vrata
- Lokalnu bol
- Umor
- Povećanu proizvodnju sluzi
- Promjene u fizičkom izgledu
- Utrnulost, ukočenost i slabost mišića
- Traheostomiju

Većina ljudi se osjeća slabo ili umorno neko vrijeme nakon operacije, ima otečen vrat i prvih nekoliko dana doživljava bol i nelagodu. Lijekovi protiv bolova mogu ublažiti neke od ovih simptoma (vidi **Tretman bola** u 12. poglavlju).

Operacija može izmijeniti sposobnost gutanja, uzimanja hrane ili govora. Međutim, nisu svi ti učinci trajni, što se opisuje kasnije u vodiču (pogledajte poglavlja 6 i 10).

Onima koji nakon operacije izgube sposobnost govora, možda će biti korisno komunicirati pisanjem u bilježnici, na ploči za pisanje (poput piši-briši ploča), mobitelu ili računalu. Prije operacije, također može biti korisno snimanje glasovne poruke na telefonskoj sekretarici ili govornoj pošti, kako bi se pozivatelji informirali o vašim mogućim govornim poteškoćama.

Elektrolarinks se može koristiti za govor već nekoliko dana nakon operacije (pogledajte **Elektrolarinks** u 6. poglavlju). Zbog natečenosti vrata i šavova nakon operacije, poželjan je intraoralni način prenošenja vibracija cjevčicom koja sliči slamki.

Priprema za operaciju

Prije operacije važno je detaljno razgovarati s kirurgom o svim dostupnim terapijskim i kirurškim mogućnostima i njihovim kratkoročnim i dugoročnim ishodima. Pacijenti koji su zakazani za operaciju mogu biti anksiozni i pod velikim stresom. Zbog toga je važno da pacijentova pratnja (poput člana obitelji ili prijatelja) također nazoči sastancima s kirurgom. Važno je slobodno pitati i raspravljati o bilo kojem problemu i tražiti pojašnjenja.

Možda će biti potrebno više puta ponoviti objašnjenja dok se u potpunosti ne shvate. Korisno je pripremiti pitanja koja trebate postaviti kirurgu prije sastanka i upisati dobivene informacije.

Pored savjetovanja s kirurgom, također je važno posjetiti sljedeće pružatelje zdravstvenih usluga:
· Internistu i/ili obiteljskog liječnika
· Specijalistu za određeni medicinski problem (npr. kardiologa, pulmologa, itd.)
· Radiologa
· Onkologa
· Anesteziologa
· Stomatologa
· Logopeda
· Socijalnog radnika
· Psihologa
· Nutricionistu

Također je korisno upoznati osobe koji su već laringektomirane. One mogu upoznati pacijenta s budućim opcijama govora, podijeliti iskustva i pružiti emocionalnu podršku.

Drugo mišljenje

Kada se suočite s novom medicinskom dijagnozom koja zahtjeva odabir između nekoliko terapijskih opcija, uključujući operativni zahvat, važno je dobiti drugo mišljenje. Moguće je da postoje različiti medicinski i kirurški pristupi rješavanju problema, a drugo (ili čak treće) mišljenje može biti neprocjenjivo.

Dobivanje takvog mišljenja od liječnika iskusnih u sličnim problemima je razumljivo. Postoje mnoge situacije kada se rezultat započetog liječenja ne može poništiti. Zbog toga je vrlo važno uraditi odabir tijeka terapije nakon savjetovanja s još jednim stručnjakom.

Neki oklijevaju zatražiti uputnicu za drugog liječnika jer se boje da će se traženje drugog mišljenja tumačiti kao nepovjerenje u liječnika ili sumnju u njegovu sposobnost. Većina liječnika potiče svoje pacijente na drugo mišljenje i neće se osjećati uvrijeđenima s takvim zahtjevom. Nadalje, Hrvatski zavod za zdravstveno osiguranje dopušta traženje drugog mišljenja.

Drugi liječnik se može složiti s dijagnozom i planom liječenja prvog liječnika, ali može i predložiti drugačiji pristup. Bilo kako bilo, pacijent završava s više vrijednih informacija i s jačim osjećajem bolje kontrole situacije. Na kraju se može osjećati sigurnije u odluke koje donosi, znajući da su sve mogućnosti razmotrene.

Prikupljanje medicinske dokumentacije i konzultacija s drugim liječnikom iziskuje vrijeme i trud. Općenito, kašnjenje u početku liječenja neće učiniti eventualni tretman manje efikasnim. Međutim, o bilo kakvim eventualnim odgađanjima treba razgovarati s liječnikom. Postoje brojni načini za pronalaženje stručnjaka za drugo mišljenje. Možete zatražiti uputnicu za drugog stručnjaka od svog obiteljskog liječnika, u drugoj bolnici ili na medicinskom fakultetu. Iako se pacijentima oboljelim od karcinoma često žuri da se što prije liječe i uklone isti, čekanje drugog mišljenja može se isplatiti.

Tretman bola nakon operacije

Stupanj boli nakon laringektomije (ili bilo koje druge operacije u području glave i vrata) vrlo je subjektivan, ali kao općenito pravilo vrijedi da što je operacija opsežnija, veća je vjerojatnost da će pacijent osjetiti bol. Određene vrste rekonstruktivnih postupaka s prijenosom tkiva (režnjevi) s prsnog mišića, podlaktice, bedara, dijela tankog crijeva ili želuca (gastric pull up) vjerojatnije će biti povezane s pojačanom ili dugotrajnom boli. Osobe kod kojih se izvodi i radikalna disekcija vrata kao dio operacije, mogu osjetiti dodatnu bol. Danas većina pacijenata prolazi "modificiranu radikalnu disekciju vrata" kada se akcesorni (XI moždani) živac ne uklanja.

Ukoliko se akcesorni živac prekine ili ukloni tijekom operacije, veća je vjerojatnost da će pacijent osjećati nelagodu, ukočenost i dugoročni gubitak raspona pokreta u ramenu. Neke od prisutnih neugodnosti ovog postupka mogu se spriječiti vježbanjem i fizikalnom terapijom.

Pacijentima koji dožive kroničnu bol kao rezultat laringektomije ili bilo koje druge operacije u području glave i vrata, vrlo je korisno posjetiti liječnika specijalistu za tretman bola (Pogledajte **Tretman bola** u 12. poglavlju).

POGLAVLJE 3.
NEŽELJENE NUSPOJAVE RADIOTERAPIJE ZA KARCINOM GLAVE I VRATA

Radioterapija (RT) se često koristi za liječenje karcinoma glave i vrata. Cilj RT je ubiti stanice raka. Kako se stanice raka dijele i rastu brže od normalnih stanica, vjerojatnije je da će biti uništene zračenjem. Suprotno tome, iako mogu biti oštećene, zdrave stanice će se uglavnom oporaviti.

Ako se preporučuje RT, onkolog uspostavlja plan liječenja koji uključuje ukupnu dozu zračenja koja se primjenjuje, broj tretmana koji će se provesti i njihov raspored. Plan liječenja ovisi o vrsti i lokaciji tumora, općem zdravstvenom stanju pacijenta i drugim trenutnim ili prošlim tretmanima.

Neželjene nuspojave RT za karcinom glave i vrata podijeljeni su u rane (akutne) i kasne (kronične). Rane neželjene nuspojave se javljaju tijekom terapije i neposredno nakon terapije (otprilike 2-3 tjedna nakon završetka ciklusa RT). Kronične nuspojave mogu se očitovati tjednima, pa čak i godinama kasnije.

Pacijente obično najviše muče rane neželjene nuspojave RT, iako će se one s vremenom, uglavnom riješiti. Međutim, kronični neželjeni efekti mogu zahtijevati cjeloživotnu njegu, te ih je važno prepoznati u cilju sprječavanja i/ili suočavanja s njihovim posljedicama.

Poznavanje neželjenih nuspojava zračenja može omogućiti njihovo rano otkrivanje i pravilan tretman. Osobe s karcinomom glave i vrata trebalo bi savjetovati o važnosti prestanka pušenja. Pored činjenice da je pušenje glavni čimbenik rizika za nastajanje ove vrste karcinoma, rizik za nastajanje raka kod pušača dodatno je pojačan konzumacijom alkohola.

Pušenje također utječe na prognozu raka. Ukoliko se pušenje nastavi za vrijeme i nakon RT, može povećati težinu i trajanje reakcije sluzokože, pogoršati suhoću usta (kserostomija) i pogoršati prognozu ishoda za pacijenta. Pacijenti koji nastavljaju pušiti dok primaju RT imaju nižu stopu preživljavanja od onih koja ne puše. (Pogledaj **Izbjegavanje pušenja i alkohola** u 13. poglavlju)

Rane neželjene nuspojave

Rane neželjene nuspojave uključuju upalu sluznice ždrijela (mukozitis), bolno gutanje (odinofagija), otežano gutanje (disfagija), promuklost (disfonija), suhoću usta (kserostomija), orofacijalnu bol, upalu kože (dermatitis), mučninu, povraćanje i gubitak na težini. Ove komplikacije mogu ometati i odgađati liječenje. Do neke se mjere ove nuspojave javljaju kod većine pacijenata i uglavnom s vremenom nestaju. Na njihovu težinu utječu: ukupna doza i način provođenja RT, lokacija i širenje tumora i pacijentovo opće zdravstveno stanje i navike (tj. nastavak pušenja i konzumiranja alkohola).

Oštećenje kože

Radioterapija može uzrokovati opekotine kože koje mogu biti dodatno pogoršane kemoterapijom. Preporučljivo je izbjegavati izlaganje potencijalnim kemijskim iritantima, izravnim sunčevim zrakama i vjetru te lokalnu primjenu losiona ili masti prije RT koje bi mogle promijeniti dubinu prodiranja zračenja. Postoji veliki broj proizvoda za njegu kože koji se mogu koristiti za vrijeme zračenja za njegu i zaštitu kože.

Suhoća usta

Gubitak proizvodnje sline i posljedično suhoća usta (ili kserostomija) povezana je s primijenjenom dozom zračenja i veličinom oštećenja ozračenih slinovnica. Uzimanje prikladnih tekućina, ispiranje i grgljanje sa slabom otopinom soli i sode bikarbone korisni su za osvježavanje usta, smanjenje gustoće sline i ublažavanje boli. Umjetna slina i konstantno vlaženje usta vodom također mogu biti od pomoći.

Promjene u okusu

Zračenje može izazvati promjene u okusu kao i bol u jeziku. Te neželjene nuspojave mogu dodatno smanjiti unos hrane. Izmijenjeni okus i bolan jezik postupno nestaju kod većine pacijenata tijekom šest mjeseci, iako je u nekim slučajevima oporavak osjeta okusa nepotpun. Mnogi pacijenti dožive trajnu promjenu osjeta okusa.

Upala sluznice ždrijela (mukozitis)

Zračenje, kao i kemoterapija, oštećuju sluznicu ždrijela, što rezultira upalom koja se postupno razvija, obično dva do tri tjedna nakon početka RT. Njena učestalost i težina ovise o veličini ozračenog dijela tijela, ukupne doze i trajanja RT. Kemoterapija može pogoršati stanje. Mukozitis može biti bolan i pogoršati unos hrane i uhranjenost.

Stoga je potrebna pažljivo održavati higijenu usne šupljine, modificirati prehranu, te primijeniti lokalne anestetike u kombinaciji s antacidom i sredstvom protiv gljivica. Treba izbjegavati jako začinjenu, kiselu, gorku i vruću hranu, kao i alkoholna pića. Moguća je pojava sekundarnih bakterijskih, virusnih (npr. Herpes), i gljivičnih (npr. Candida) infekcija.

Također je moguće da će biti potrebno kontrolirati bol uporabom opijata ili gabapentina. Mukozitis može dovesti do nedostatka nutrijenata u tijelu pacijenta. Moguće je da će pacijentima koji značajno izgube na težini ili očituju ponavljajuće epizode dehidracije biti potrebno uvesti prehranu putem gastrostome.

Bol u području lica i usta

Bol u području lica i usta (orofacijalna bol) je česta kod pacijenata s rakom glave i vrata i javlja se kod polovine pacijenata prije RT, u 80% pacijenata tijekom liječenja i oko 30% pacijenata šest mjeseci nakon radioterapije. Bol može biti uzrokovana mukozitisom, koji se može pogoršati istodobnom kemoterapijom i oštećenjem zbog karcinoma, upale, ožiljaka nakon operacije ili drugih tretmana. Tretman bola uključuje upotrebu analgetika i narkotika (pogledajte **Tretman bola** u 12. poglavlju).

Mučnina i povraćanje

RT može izazvati mučninu. Kad se dogodi, uglavnom se događa od 2 do 6 sati nakon terapije zračenjem i obično traje oko dva sata. Mučnina može i ne mora biti praćena povraćanjem.

Tretman uključuje:
- Uzimanje manjih, ali češćih obroka tijekom dana umjesto tri velika obroka. Mučnina je često izraženija ukoliko je želudac prazan.
- Hranu treba jesti polako, dobro ju sažvakati i biti opušten.
- Hranu treba jesti hladnu ili na sobnoj temperaturi. Miris vruće ili tople hrane može izazvati mučninu.
- Treba izbjegavati teško probavljive namirnice, poput začinjene i masne hrane.
- Preporučuje se odmaranje nakon jela. Kada ležite, glava treba biti povišena za oko 30 cm
- Vodu i druge tekućine treba piti između obroka, a ne uz obroke.
- Potrebno je piti dovoljno tekućine kako bi se spriječila dehidracija. Hladni napitci, kockice leda ili sladoled, također su prikladni.
- Više hrane treba jesti u doba dana kada je mučnina manje izražena.
- Ukoliko se razvije trajna mučnina, o njoj je potrebno izvijestiti svog zdravstvenog djelatnika.
- Trajno izraženo povraćanje treba tretirati odmah jer može uzrokovati dehidraciju.
- Korištenje propisanih lijekova protiv mučnine.

Uporno povraćanje može dovesti do velikih tjelesnih gubitaka vode i hranjivih tvari. Povraćanje češće od tri puta dnevno, uz nedovoljan unos tekućine, može dovesti do dehidracije. Ukoliko se ne liječi, ovo stanje može uzrokovati ozbiljne komplikacije.

Znakovi dehidracije uključuju:
- Malu količina urina
- Taman urin
- Ubrzan rad srca
- Glavobolju
- Suhu kožu
- Obložen jezik
- Razdražljivost i zbunjenost

Stalno povraćanje može umanjiti učinkovitost lijekova. Ako se povraćanje nastavi, RT može biti privremeno obustavljena. Tekućine primijenjene intravenozno pomažu tijelu u vraćanju hranjivih sastojaka i elektrolita.

Umor (iscrpljenost)

Umor je jedna od najčešćih nuspojava RT. On može izazvati kumulativni umor (umor koji se vremenom povećava). Obično traje tri do četiri tjedna nakon prekida liječenja, ali se može nastaviti i sljedeća dva do tri mjeseca. Čimbenici koji doprinose umoru su anemija, smanjenje unosa hrane i tekućine, lijekovi, hipotireoza, bol, stres, depresija, nedostatak sna (nesanica) i odmora. Odmor i ispravljanje gore navedenih čimbenika mogu poboljšati bolesnikovo stanje.

Ostale neželjene nuspojave

Ostale neželjene nuspojave uključuju trizmus (ukočenost donje čeljusti) i probleme sa sluhom (vidi ispod).

KASNE NEŽELJENE NUSPOJAVE

Kasne neželjene nuspojave RT uključuju trajni gubitak sline, osteoradionekrozu (propadanje kosti uslijed djelovanja zračenja), ototoksičnost (oštećenje uha i sluha uslijed štetnog djelovanja zračenja), fibrozu, limfedem (oticanje tkiva zbog smanjenog otjecanja limfe), hipotireozu (smanjen rad štitnjače) i oštećenja struktura vrata.

Trajna suhoća usta

Iako se suhoća usta (kserostomija) poboljšava kod većine ljudi s vremenom, ona može biti i dugotrajna. Tretman uključuje korištenje preparata umjetne sline i česte gutljaje vode. To može dovesti do učestalog mokrenja tijekom noći, posebno kod muškaraca s hipertrofijom prostate i kod onih s malim mjehurima. Raspoloživi tretman uključuje upotrebu lijekova za sistemsko poticanje lučenja sline. Sistemski se mogu ordinirati pilokarpin, amifostin, cevimelin i tretman akupunkturom.

Osteoradionekroza čeljusti

Ovo je jedna potencijalno teška komplikacija koja može zahtijevati operativni zahvat i rekonstrukciju. Ovisno o lokaciji i veličine lezije, simptomi mogu uključivati bol, loš zadah, poremećaj okusa (disgeuzija), utrnulost (neosjetljivost), trizmus, poteškoće sa žvakanjem i govorom, formiranje patoloških kanala (fistula), patološke prijelome, te lokalnu ili sistemsku infekciju.

Donja vilica (mandibula) je najčešće zahvaćena kost, posebno kod onih liječenih od karcinoma nazofarinksa. Zahvaćanje gornje vilice (maksile) je rijetko, zbog kolateralne cirkulacije krvi koju dobiva.

Vađenje zuba i bolesti zuba u ozračenom području su glavni čimbenici razvoja osteoradionekroze (pogledajte **Stomatološke teme**, Poglavlje 14) U nekim je slučajevima prije radioterapije potrebno uklanjanje zuba, ukoliko se nalaze u području koje će biti izloženo zračenju, a previše su propali da bi se sačuvali liječenjem i punjenjem korijenskog kanala. Nezdravi zub može poslužiti kao izvor infekcije vilice, što može biti posebno teško liječiti nakon zračenja.

Popravak bolesnih zuba prije RT može smanjiti rizik od nastanka ove komplikacije. Blaga osteoradionekroza može se liječiti konzervativno debridmanom, antibioticima i povremeno ultrazvukom. Kada je nekroza jako proširena, neophodna je radikalna resekcija nakon koje slijedi rekonstrukcija mikrovaskularnim režnjevima.

Dentalna profilaksa može smanjiti ovaj problem (Pogledajte **Stomatološke teme**, Poglavlje 14). Posebni tretmani fluoridima mogu pomoći kod stomatoloških problema, zajedno s čišćenjem zuba upotrebom četkice i zubnog konca i redovnim čišćenjem kod stomatologa.

Terapija hiperbaričnim kisikom (HBO) često se koristi kod pacijenata koji imaju rizik za razvoj osteoradionekroze čeljusti. Nema dostupnih podataka o jasnoj kliničkoj koristi HBO u prevenciji i terapiji osteoradionekroze (pogledajte **Terapija hiperbaričnim kisikom**, Poglavlje 14)

Pacijenti trebaju reći stomatologu o njihovom liječenju RT prije vađenja zuba ili kirurških zahvata. Osteoradionekroza se može spriječiti provođenjem niza HBO terapija prije i nakon ovih procedura. Ovo se preporučuje ako se zub nalazi u području koje je bilo izloženo velikoj dozi zračenja. Konzultacija s onkologom koji je proveo RT može biti od pomoći u određivanju opsega prethodnog izlaganja.

Fibroza i trizmus

Visoke doze zračenja glave i vrata mogu rezultirati fibrozom — stvaranjem ožiljkastog tkiva. Ovo stanje se može pogoršati nakon operacije u području glave i vrata i dovesti do promjena teksture kože koja postaje na nekim dijelovima tanja (atrofija) ili deblja (hipertrofija) od okolne kože te smanjenje pokretljivosti i zatezanja vrata. Kasni razvoj fibroze može dovesti do ožiljkastog sužavanja ždrijela i jednjaka, problema s temporomandibularnim zglobovima, te boli i nestabilnosti u vratu i ramenima. Fibrin prekomjerno nastaje unutar i izvan krvnih žila, kostiju, tetiva, ligamenata i živaca na mjestima izloženim zračenju. Rezultirajuće stanje naziva se sindromom radijacijske fibroze (pogledajte **Bol u vratu i ramenima nakon operacije i zračenja** u 5. poglavlju).

Fibroza žvačnih mišića može dovesti do nemogućnosti otvaranja usta (trizmus), koja se s vremenom može pogoršati. Općenito, unošenje hrane postaje otežano, dok izgovor nije poremećen.

Trizmus ometa pravilnu oralnu njegu i liječenje i može izazvati poremećaj govora i gutanja. Ovo se stanje može pogoršati operativnim zahvatom prije zračenja.

Pacijenti s tumorima nazofarinksa, nepca i maksilarnog sinusa vjerojatno će razviti trizmus. Zračenje dobro prokrvljenog temporomandibularnog zgloba (TMJ) i žvačnih mišića često može dovesti do trizmusa. Kronični trizmus postepeno vodi do fibroze. Forsirano otvaranje usta, vježbe za vilicu i upotreba uređaja za dinamičko otvaranje (TheraBite™) može biti korisno. Ovaj se uređaj sve više koristi tijekom radioterapije kao profilaktička mjera za sprječavanje trizmusa.

Vježbanje može smanjiti zatezanje vrata, te povećati opseg kretnji u vratu. Ove vježbe treba prakticirati cijeli život kako bi se održala dobra pokretljivost vrata, naročito ako je ukočenost nastala kao posljedica zračenja. Iskusni fizioterapeut može biti od velike pomoći u tretmanu fibroze. Rana intervencija je veoma značajna i vodi boljim rezultatima liječenja. Liječenje fibroze upotrebom lasera je također dostupno. U većini zajednica postoje stručnjaci za fizikalnu terapiju koji su se specijalizirali za smanjenje oteklina.

Fibroza u području glave i vrata može biti veoma izražena kod osoba koji su nakon operacije proveli dodatnu radioterapiju. Fibroza nakon zračenja može zahvatiti i kožu i potkožno tkivo, uzrokujući nelagodu i limfedem.

Poremećaj gutanja uslijed fibroze često zahtijeva promjenu u prehrani, jačanje ždrijela ili vježbe gutanja, posebno kod onih koji su imali operaciju i/ili kemoterapiju. Vježbe gutanja se sve više koriste kao mjera prevencije. Djelomično ili potpuno ožiljno suženje ždrijela može se javiti u izuzetno teškim slučajevima.

Problemi sa zarastanjem rana

Neke laringektomirane osobe mogu imati problem zarastanja rana nakon operacije, posebno na dijelovima tijela koji su bili zračeni.

Kod nekih se osoba mogu razviti i fistule (nenormalna komunikacija između unutarnje strane grla i kože). Rane koje sporije zarastaju mogu se liječiti antibioticima i promjenama gaza i zavoja (previjanjem). (pogledajte **Faringokutane fistule**, poglavlje 11).

Limfedem

Opstrukcija kožnih limfnih čvorova rezultira limfedemom. Značajan otok ždrijela ili grkljana može ometati disanje, što može uzrokovati potrebu za privremenom ili trajnom traheostomijom. Limfedem, strukture i druge disfunkcije predisponiraju pacijente za aspiraciju i potrebu za prehranom kroz nazogastričnu sondu. (pogledajte **Limfedem**, poglavlje 5).

Hipotireoza

RT je gotovo uvijek povezana s hipotireozom. Pojavnost varira; ovisi o dozi zračenja i povećava se s vremenom proteklim od RT-a. (pogledajte **Hipotireoza**, poglavlje 12).

Neurološka oštećenja

RT vrata također može utjecati na kralježničnu moždinu, što rezultira samoograničavajućim transverzalnim mijelitisom, poznatim pod nazivom "Lhermitteov znak". Pacijenti ovaj simptom opisuju kao osjet strujnog udara koji se uglavnom javlja pri savijanju glave prema naprijed. Ovo stanje rijetko napreduje do pravog transverzalnog mijelitisa koji je povezan s Brown-Sequardovim sindromom (gubitak osjeta i motoričke funkcije uzrokovan bočnim presijecanjem kralježničke moždine).

RT može također izazvati disfunkciju perifernog živčanog sustava nastalu kao posljedica vanjske kompresivne fibroze mekih tkiva i smanjene opskrbe krvlju uzrokovane fibrozom. Bol, gubitak osjeta i slabost su najčešće uočene kliničke manifestacije disfunkcije perifernog živčanog sustava. Autonomna disfunkcija s rezultirajućom ortostatskom hipotenzijom (nenormalno smanjenje krvnog tlaka kada osoba ustane) i druge abnormalnosti, također se mogu uočiti.

Oštećenje uha (ototoksičnost)

Zračenje u području uha može rezultirati seroznim otitisom (upala srednjeg uha s izljevom). Visoke doze zračenja mogu uzrokovati i senzorineuralni gubitak sluha (oštećenje unutarnjeg uha, slušnog živca ili mozga)

Oštećenja na vratnim strukturama

Edem i fibroza vrata su uobičajeni nakon RT. S vremenom edemi mogu otvrdnuti, što dovodi do ukočenosti vrata. Oštećenje može uključivati i sužavanje karotidne arterije (stenoza) i moždani udar, rupturu karotidne arterije, orofaringokutanu fistulu (posljednja dva su također povezani i s operacijom, a ne samo sa zračenjem) i oštećenja baroreceptora karotidne arterije, što dovodi do trajnog i paroksizmalnog (iznenadnog i ponavljajućeg) povišenja krvnog tlaka.

Suženje karotidne arterije (stenoza): karotidne arterije u vratu opskrbljuju mozak krvlju. Zračenje vrata se povezuje sa stenozom ili suženjem karotidne arterije, što predstavlja značajan rizik za pacijente s karcinomom glave i vrata, uključujući i mnoge laringektomirane osobe. Stenoza se može dijagnosticirati ultrazvukom, kao i s angiografijom. Važno je rano dijagnosticirati stenozu karotidne arterije, prije nego se dogodi moždani udar.

Liječenje uključuje uklanjanje blokade (endarterektomija), postavljanje stenta (mali uređaj postavljen unutar arterije kako bi ju proširio) ili kirurško postavljanje druge krvne žile koja služi kao premosnica preko suženog dijela karotidne arterije (bajpas).

Hipertenzija zbog oštećenja baroreceptora: Zračenje glave i vrata može oštetiti baroreceptore koji se nalaze u karotidnoj arteriji. Ovi baroreceptori (senzori krvnog tlaka) pomažu u reguliranju krvnog tlaka tako što registriraju svaku promjenu krvnog tlaka krvi koja teče kroz njih i šalje poruku središnjem živčanom sustavu da poveća ili smanji periferni vaskularni otpor i minutni volumen srca. Kod nekih se pacijenata nakon zračenja razvije labilna ili paroksizmalna hipertenzija.

Labilna hipertenzija: U ovom stanju krvni tlak tijekom dana fluktuira mnogo češće nego normalno. Može se brzo promijeniti od niskog (npr. 120/80 mm Hg) do visokog (npr. 170/105 mm Hg). U mnogim slučajevima ove fluktuacije su asimptomatske, no mogu i biti povezane s glavoboljom. Obično je prisutna veza između povišenja krvnog tlaka i stresa ili emocionalnog poremećaja.

Paroksizmalna hipertenzija: pacijenti pokazuju iznenadno povišenje krvnog tlaka (koji može biti veći od 200/110 mm Hg) povezano s naglim napadom teških tjelesnih simptoma, kao što su glavobolja, bol u prsima, vrtoglavica, mučnina, palpitacije, crvenilo i znojenje. Epizode mogu trajati od 10 minuta do nekoliko sati i mogu se pojaviti jednom u nekoliko mjeseci ili jedanput ili dva puta dnevno. Između epizoda je krvni tlak normalan ili može biti blago povišen. Pacijentu se uglavnom ne mogu identificirati očiti psihološki uzroci ovih skokova pritiska. Medicinska stanja koja također mogu uzrokovati takve promjene krvnog tlaka potrebno je prethodno isključiti (npr. feohromocitom).

Oba ova stanja su ozbiljna i treba ih liječiti. Tretman može biti težak i trebaju ga obavljati iskusni stručnjaci.

Više informacija o komplikacijama RT možete pronaći na internet stranici Nacionalnog instituta za rak: http://www.cancer.gov/cancertopics/pdq/supportivecare/oralcomp lications /Patient/page5

POGLAVLJE 4.

NEŽELJENE NUSPOJAVE KEMOTERAPIJE ZA KARCINOM GLAVE I VRATA

Kemoterapija se koristi zajedno s potpornom njegom većine bolesnika s metastatskim ili uznapredovalim recidivirajućim rakom glave i vrata. Izbor specifične sistemske terapije pod utjecajem je pacijentovog prethodnog liječenja kemoterapijskim agensima i općim pristupom za očuvanje zahvaćenih organa.

Potporna njega uključuje sprječavanje infekcije uslijed teške supresije koštane srži te održavanje odgovarajuće prehrane.

Terapeutske mogućnosti uključuju liječenje jednim agensom i kombinirane režime s konvencionalnom citotoksičnom kemoterapijom i/ili molekularno ciljanim agensima u kombinaciji s optimalnom potpornom njegom. Kemoterapija se daje u ciklusima. To znači da će između terapija biti vremensko razdoblje različite dužine, obično nekoliko tjedana, koji će omogućiti oporavak pacijentovog organizma. Liječenje može trajati nekoliko mjeseci i duže.

Kemoterapijski lijekovi, koji se uobičajeno daju intravenozno, djeluju po cijelom tijelu remeteći rast stanica raka.

Kemoterapija za liječenje tumora glave i vrata, koja se obično daje istovremeno s radioterapijom (RT) poznata je kao kemoradioterapija. Može se dati kao adjuvantna kemoterapija ili kao neoadjuvantna kemoterapija.

Adjuvantna kemoterapija koristi se za liječenje nakon operacije kako bi se smanjio rizik od recidiva te kako bi se uništile preostale tumorske stanice. Neoadjuvantna kemoterapija se primjenjuje prije operacije da bi se smanjila veličina tumora i olakšalo njegovo uklanjanje.

Kemoterapija koja se primjenjuje prije liječenja kemoradioterapijom je poznata kao indukcijska kemoterapija.

<u>Neželjene nuspojave kemoterapije:</u>

Vrsta i oblik mogućih neželjenih nuspojava kemoterapije je individualna. Neki kemoterapeutici imaju malo neželjenih nuspojava, dok drugi imaju više. Mnogi pojedinci ne iskuse neželjene nuspojave do kraja svog tretmana i kod većine one ne traju dugo.

Kemoterapija može izazvati nekoliko privremenih neželjenih nuspojava koji mogu biti teži kada se kemoterapija kombinira s radioterapijom. Uobičajeno neželjene nuspojave nestaju postupno nakon završetka liječenja.

Neželjene nuspojave ovise o korištenim kemoterapijskim agensima. Oni nastaju jer lijekovi za kemoterapiju djeluju tako da uništavaju sve aktivno rastuće stanice. Njima pripadaju stanice probavnog trakta, folikuli dlake i koštane srži (koja stvara crvena i bijela krvna zrnca), kao i stanice raka.

Česte neželjene nuspojave su mučnina, povraćanje, proljev, rane (mukozitis) u ustima (što rezultira problemima kod gutanja te preosjetljivošću usta i grla), povećana osjetljivost na infekcije, anemija, gubitak kose, opći umor, utrnulost u rukama i nogama, gubitak sluha, oštećenje bubrega, problemi s krvarenjem, slabost i problem s ravnotežom. Onkolozi i drugi specijalisti prate i liječe ove neželjene nuspojave.

<u>Najčešće neželjene nuspojave su:</u>

Smanjena otpornost na infekcije

Kemoterapija može privremeno smanjiti proizvodnju bijelih krvnih stanica (neutropenija), čineći pacijenta podložnijim infekcijama.

Ovaj učinak može početi oko sedam dana nakon tretmana, dok je pad otpornosti na infekciju najveći obično 10—14 dana nakon završetka kemoterapije. U tom će trenutku krvne stanice uglavnom početi kontinuirano rasti i vraćati se u normalu prije sljedećeg ciklusa kemoterapije. Znakovi infekcije uključuju temperaturu višu od 38°C i/ili iznenadni osjećaj bolesti. Prije nastavka kemoterapije rade se nalazi krvi kako bi se uvjerili u oporavak bijelih krvnih stanica. Daljnja primjena kemoterapije može biti odgođena do oporavka krvnih stanica.

Modrice ili krvarenja

Kemoterapija može pospješiti nastanak modrica ili krvarenje, jer kemoterapijski agensi mogu utjecati na smanjenje proizvodnje trombocita koji pomažu u zgrušavanju krvi. Krvarenje iz nosa, krvave mrlje i osip na koži i krvareće desni znaci su smanjene proizvodnje trombocita.

Anemija

Kemoterapija može dovesti do anemije (nizak broj crvenih krvnih ćelija). Pacijent se uglavnom osjeća umorno i bez daha. Teška anemija može se liječiti transfuzijama krvi ili lijekovima koji stimuliraju proizvodnju crvenih krvnih ćelija

Gubitak kose

Neki kemoterapijski agensi uzrokuju gubitak kose. Kosa gotovo uvijek naraste u periodu od 3 do 6 mjeseci nakon završetka kemoterapije. U međuvremenu se može nositi perika, marama, kapa ili šal.

Upala usne šupljine i ranice u ustima

Neki kemoterapijski agensi uzrokuju upalu usne šupljine (mukozitis) koja može ometati žvakanje i gutanje, uzrokovati krvarenje u usnoj šupljini, poteškoće pri gutanju (disfagija), dehidraciju, žgaravicu, povraćanje, mučninu i preosjetljivost na slanu, začinjenu i vruću ili hladnu hranu.

Kemoterapijski agensi također mogu uzrokovati ranice u usnoj šupljini povezane s kemoterapijom (ulcerozni stomatitis) koje rezultiraju poteškoćama prilikom unosa hrane.

Mučnina i povraćanje mogu se liječiti antiemetičnim lijekovima (lijekovima protiv mučnine). Redovno ispiranje usta također može biti od pomoći. Ove neželjene nuspojave mogu utjecati na gutanje i prehranu. U skladu s tim, važno je prehranu dopuniti hranjivim napitcima ili juhama. U cilju zadržavanja odgovarajućeg stupnja uhranjenosti korisno je potražiti savjet nutricioniste.

Citotoksični agensi najčešće povezani s oralnim, faringealnim i ezofagealnim simptomima poteškoća s gutanjem (disfagija) su antimetaboliti poput metotreksata i fluorouracila.

Radiosenzibilizirajući kemoterapeutici dizajnirani da pojačaju učinke radioterapije, također povećavaju i neželjene nuspojave radioterapijskog mukozitisa.

Umor (iscrpljenost)

Kemoterapija na različite načine utječe na pacijente. Neki su u stanju voditi normalan život tijekom liječenja, dok drugi postaju vrlo slabi i umorni (iscrpljeni) i za svakodnevne radnje im je potrebno više vremena. Bilo koji lijek za kemoterapiju može izazvati umor. Umor može trajati nekoliko dana ili potrajati tijekom i nakon završetka tretmana. Lijekovi kao što su vinkristin, vinblastin i cisplatin često izazivaju umor.

Čimbenici koji doprinose umoru su anemija, smanjenje unosa hrane i tekućine, lijekovi, hipotireoza, bol, stres, depresija, i nedostatak sna (nesanica) i odmora.

Odmor, čuvanje snage i ispravljanje gore navedenih čimbenika mogu smanjiti tegobe.

Više informacija možete pronaći na internet stranici: https://www.cancer.gov/about-cancer/treatment/side-effects/mouth-throat/oral-complications-pdq

POGLAVLJE 5

LIMFEDEM, OTICANJE VRATA I UTRNULOST NAKON ZRAČENJA I OPERACIJE

Limfedem

Limfne žile odvode limfu iz tkiva po tijelu i omogućavaju stanicama imuniteta da putuju po cijelom tijelu. Limfedem je lokalizirano zadržavanje limfe i oticanje tkiva uzrokovano kompromitiranim limfnim sustavom. Limfedem, uobičajena komplikacija zračenja i operacije raka glave i vrata, je pojačano nakupljanje tekućine bogate proteinima u prostoru između stanica, što izaziva kroničnu upalu i reaktivnu fibrozu zahvaćenih tkiva.

Zračenje stvara ožiljke koji ometaju funkciju limfnog sustava. Vratni limfni čvorovi obično se uklanjaju prilikom operacija zloćudnih tumora. Prilikom uklanjanja limfnih čvorova kirurzi također poremete i limfni drenažni sustav i presjeku neke osjetne živce. Nažalost, oštećenje limfnih čvorova i živaca je najčešće trajno. Zbog toga treba više vremena za odvod limfe iz tog područja, što rezultira oticanjem. Kao poplava nakon obilne kiše, kad je drenažni sistem poremećen, nakon operacije stvara se višak limfe koja se ne može adekvatno drenirati, kao i utrnulost područja inerviranog oštećenim živcima (obično u vratu, bradi i iza ušiju). Kao rezultat toga, dio limfe ne može ponovno ući u cirkulaciju te se nakuplja u tkivima.

Postoje dvije vrste limfedema koji se mogu razviti kod pacijenata s karcinomom glave i vrata: vanjsko vidljivo oticanje kože ili mekog tkiva i unutrašnje oticanje sluznice ždrijela i grkljana. Limfedem uglavnom počinje polako i napreduje, rijetko je bolan, izaziva nelagodu u vidu osjećaja težine i boli, a može dovesti i do promjena na koži.

Limfedem ima nekoliko stadija:

Stadij 0: Latencija - Nema vidljivih/opipljivih edema.

Stadij 1: Nakupljanje tekućine bogate proteinima. Pritisak na natečeno područje ostavlja udubine koje se brzo vraćaju. Podizanjem (elevacijom) edem se smanjuje.

Stadij 2: Pritiskom na natečeno područje vraćanje udubljenja je sporije, dolazi do proliferacije vezivnog tkiva (fibroza).

Stadij 3: Pritisak na natečeno područje ne ostavlja udubljenje, prisutna je fibroza, skleroza i kožne promjene. Limfedem glave i vrata može uzrokovati nekoliko funkcionalnih smetnji:
- Poteškoće u disanju
- Smetnje vida
- Ograničena motorika (smanjena pokretljivost vrata, kočenje vilice (trizmus) i stezanje u prsima)
- Smanjena osjetljivost
- Problemi s govorom, glasom i gutanjem (nemogućnost upotrebe elektrolarinksa, poteškoće u govoru, slinjenje i ispadanje hrane iz usta)
- Emocionalni problemi (depresija, frustracija i poniženje)

Srećom, s vremenom limfa pronalazi nove načine drenaže, a oteklina se uglavnom smanji. Stručnjaci za smanjenje edema (obično fizioterapeuti) mogu pomoći pacijentu u poboljšanju drenaže i skraćivanju vremena potrebnom za smanjenje otekline. Ove intervencije također mogu spriječiti da područje postane trajno natečeno te da se razvije fibroza.

Postoje i vježbe koje mogu umanjiti zategnutost vrata i povećati raspon pokreta vrata. Ove vježbe treba izvoditi doživotno kako bi se održala dobra pokretljivost vrata. Ovo je posebno točno ukoliko je zategnutost vrata posljedica zračenja. Provođenje tretmana iskusnog fizioterapeuta, koji može razbiti i fibrozu, je od velike pomoći. Rana intervencija vodi boljim rezultatima

Liječenje limfedema uključuje:
- Manualnu limfnu drenažu (područja lica i vrata, dubokih limfnih čvorova, tijela i usne šupljine)
- Kompresivne zavoje i odjeću
- Korektivne vježbe

- Njegu kože
- Elastične terapijske trake (Kinesio traka)
- Onkološku rehabilitaciju

Diuretici, kirurško uklanjanje (debulking), liposukcija, kompresijske pumpe ili podizanje samo glave, nisu efikasni tretmani limfedema. Stezanje i oticanje vrata zbog limfedema uglavnom se poboljšava vremenom. Spavanje s gornjim dijelom tijela u povišenom položaju može koristiti gravitaciju radi ubrzavanja procesa limfne drenaže.

Specijalist za liječenje limfedema može izvesti i podučiti manualnu limfnu drenažu koja može pomoći u smanjenju edema. Manualna limfna drenaža uključuje poseban tip nježne masaže kože koja omogućuje zadržanoj limfnoj tekućini adekvatnu drenažu u krvotok. Kretanje i vježbanje su također važni u pomaganju limfnoj drenaži. Terapeut limfedema glave i vrata može podučiti pacijenta specifičnim vježbama za poboljšanje raspona pokreta glave i vrata.

Terapeut limfedema glave i vrata može odabrati neelastične zavoje ili kompresivnu odjeću koji se nose kod kuće. Ona vrši blag pritisak na zahvaćena područja kako bi se pomoglo kretanje limfne tekućine te sprječavaju ponovno nakupljanje i otok. Primjena zavoja trebala bi se vršiti prema uputi stručnjaka. Postoji nekoliko mogućnosti, ovisno o lokaciji limfedema za poboljšanje udobnosti i izbjegavanja komplikacija pritiska na vrat.

Također je dostupan i novi modalitet liječenja koji smanjuje limfedem, fibrozu i ukočenost mišića vrata pomoću eksternog lasera. Ova metoda koristi laserski snop niske energije kojim upravlja iskusni fizioterapeut. Laserski snop prodire u tkiva u kojima ga apsorbiraju stanice i mijenja njihove metaboličke procese.

Snop generira prijenosna laserska terapijska jedinice LTU-904. (http://step-up-speakout.org/LaserBrochure.pdf).

Ovaj tretman može smanjiti limfedem vrata i lica i povećati opseg pokreta glave. To je bezbolna metoda koja se vrši postavljanjem laserskog uređaja na nekoliko lokacija na vratu u intervalima od 10 sekundi. U većini zajednica postoje stručnjaci za fizikalnu terapiju specijalizirani za smanjenje oteklina i edema. Posavjetujte se s kirurgom je li fizikalna terapija dobra terapijska opcija za limfedem.

Internetska stranica The National Lymphedema Network (https:/ /lymphnet.org/find-treatment) sadrži listu stručnjaka za liječenje limfedema u Sjevernoj Americi, Europi i Australiji. Vodič za samostalnu masažu lica i vrata dostupan je na: https://ahc.aurorahealthcare.org/fywb/x23169.pdf

Utrnulost kože nakon operacije

Vratni limfni čvorovi uglavnom se kirurški uklanjaju prilikom operacije zloćudnih tumora. Kad kirurzi uklone ove čvorove, prerežu i neke od osjetnih živaca koji inerviraju kožu donjeg dijela lica i vrata. To stvara utrnulost na područjima koja inerviraju presječeni živci. Neka područja mogu povratiti osjet u periodu nakon operacije, dok druga područja mogu ostati trajno utrnula. Većina se ljudi navikne na utrnulost i pripreme se da spriječe oštećenje kože od oštrih predmeta, vrućine ili mraza. Muškarci nauče kako da ne oštećuju zahvaćeno područje prilikom brijanja električnim brijačem. Utrnulu kožu treba zaštititi od sunca nanošenjem krema za zaštitu od sunca i/ili zaštiti ju odjećom. Smrzotine se sprečavaju pokrivanjem utrnulog područja tkaninom.

Bol u vratu i ramenu nakon operacije i zračenja

Trajno otežani pokreti ramena, vrata, lica i vilice često su posljedica operacije glave i vrata. Te poteškoće su rezultat uklanjanja ili manipulacije regionalnim mišićima, živcima, limfnim čvorovima i krvnim žilama tijekom operacije i njihovog izlaganja radioterapiji. Različit stupanj slabosti mišića, stvaranje ožiljka i limfedem (pogledaj iznad) često su doživotne komplikacije koje mogu utjecati na dodatne zdravstvene probleme s vratom i ramenima. Zbog blizine, limfni čvorovi i živci koji inerviraju lice, vrat i ramena često bivaju uklonjeni ili oštećeni tijekom operacije u području glave i vrata. Uklanjanje karcinoma može zahtijevati uklanjanje živaca koji omogućuju pokrete lica, vrata i ramena. Učinak je generalno privremen ukoliko se živci tijekom operacije uspiju sačuvati, ali može biti i trajan, ukoliko se živci prekinu. Oporavak živaca može trajati od šest tjedana do nekoliko godina.

Potpunim prekidom živaca koji inerviraju mišiće vrata i ramena, mišići postaju slabi i ne mogu stabilizirati zglobove ramena (između lopatice, prsnog koša i nadlaktice; Slika 2).

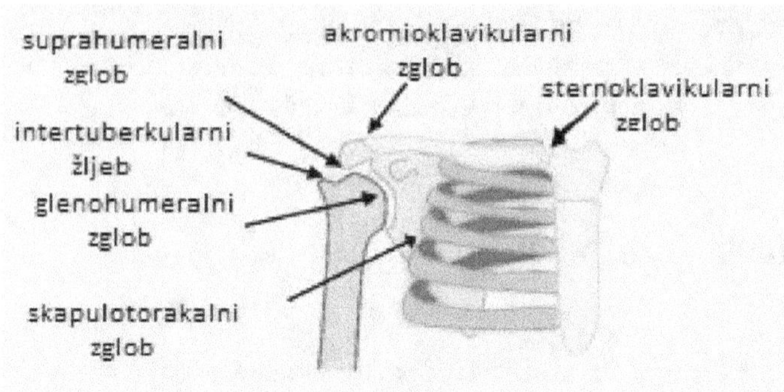

Slika 2 : Zglobovi ramena

Zahvaćeni zglobovi su stoga, izloženi riziku od daljnjih oštećenja. Kad su ugroženi mišići za stabilizaciju ramena (srednji dio trapeznog mišića i rombasti mišići; Slika 3.), teško je održavati uspravan stav koji omogućava odgovarajuću retrakciju ramena. Bez adekvatne retrakcije ramena, gleno-humeralni zglob (zglob između lopatice i nadlaktice) ne može podići ruku u punom obimu od 180 stupnjeva. Dizanje ruke kada je lopatica u isture-noj (prema naprijed) poziciji stvara koštanu blokadu jer nadlaktična kost udara u akromion i ne dozvoljava potpuni obim pokreta u zglobu.

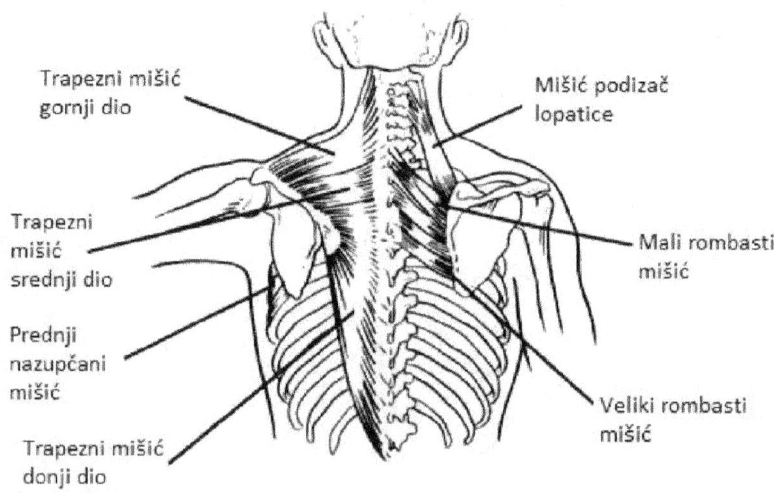

Slika 3: Leđni mišići

Zbog nedostatka mišićne stabilizacije u ramenu može nastati djelomično iščašenje ramena (glenohumeralna subluksacija). To stvara nestabilnost ramena i nemogućnost podizanja ruke u punom obimu pokreta u ramenu. Daljnje oštećenje ramenog zgloba i rotatorne manšete može se dogoditi zbog ponavljajućih pokušaja da se upotrijebi oslabljena ruka. Smanjena stabilnost zglobova također stvara pritisak na neurovaskularni snop ramena i okolnih mišića uzrokujući **miofascijalni bolni sindrom** (kronična tupa bol koja se širi od vrata prema ruci) u vratu, ramenima i rukama.

"Nagnutost prema naprijed" stav tijela koji se postepeno razvija, isteže gornje leđne mišiće i fasciju, a skraćuje mišiće u području prsa i vrata. Ovakav stav uzrokuje povećan pritisak na gornji dio leđa, vrat i ramena.

Radioterapija dodatno pogoršava situaciju zbog stvaranja ožiljnog tkiva povrh postojećih ožiljaka od kirurškog tretmana i usložnjava mogućnost istezanja napetih područja. Kontrakture se također mogu razviti i u prsima i vratu.

Formiranje ožiljaka stvaranjem fibrina predstavlja mehanizam zacjeljivanja nakon povrede i trauma, poput operacije ili zračenja. Nakon operacije proces stvaranja ožiljkastog tkiva traje oko godinu dana. Međutim, budući da zračenje trajno oštećuje DNK i normalne stanične procese, stvaranje ožiljkastog tkiva se obično nastavlja do kraja života.

Fibrin nastaje unutar i izvan krvnih žila, kostiju, tetiva, ligamenata i živaca na zahvaćenim mjestima. Rezultat ovog procesa naziva se **sindrom radijacijske fibroze** (RFS) i može se javiti u roku od nekoliko tjedana ili mjeseci nakon zračenja. Intenzitet fibroze ovisi o području, količini i trajanju zračenja. Ostali faktori, poput starosti i komorbiditeta, također doprinose veličini stvorene RFS. Fizijatri s opsežnom obukom iz neuromuskularne i koštanomišićne medicine, kao i principima funkcionalne restauracije imaju važnu ulogu za poboljšanje kvalitete života oboljelih od karcinoma sa sindromom radijacijske fibroze.

Mnogi čimbenici doprinose bolovima u vratu i ramenima nakon operacije u regiji vrata. Edukacija i aktivno sudjelovanje u tretmanu nakon operacije glave i vrata važni su kako bi se smanjila nastala neugodnost. Treba se obratiti fizioterapeutu kako bi prikupili sve što je potrebno za tretman nastalih kroničnih promjena.

POGLAVLJE 6.
METODE GOVORA NAKON TOTALNE LARINGEKTOMIJE

Iako se totalnom laringektomijom uklanja cijeli grkljan, većina laringektomiranih osoba može naučiti novi način govora. Od 85 do 90% laringektomiranih osoba nauči govoriti pomoću jedne od tri glavne metode govora opisane u nastavku. Oko deset posto ne uspije naučiti govoriti, ali mogu koristiti kompjutore ili druge načine komunikacije.

Govor nastaje izdisanjem zraka iz pluća uz vibraciju glasnica. Ovi vibracijski zvukovi se modificiraju u ustima jezikom, usnama i zubima i formiraju zvukovi koji stvaraju govor. Iako se glasnice koje su izvor vibracijskih zvukova uklanjaju tijekom totalne laringektomije, drugi oblici govora mogu se stvoriti pomoću novog disajnog puta i vibracijama drugih dijelova dišnog puta. Druga metoda je stvaranje vibracija uz pomoć umjetnog izvora smještenog s vanjske strane grla ili usta, a zatim korištenjem usne šupljine za stvaranje govora.

Metode koja se koriste kako bi se ponovo govorilo ovise o vrsti operacije. Neki ljudi mogu biti ograničeni na jednu metodu, dok drugi mogu imati nekoliko izbora.

Svaka metoda ima jedinstvene karakteristike, prednosti i nedostatke. Cilj postizanja novog načina govora je zadovoljavanje komunikacijskih potreba svih laringektomiranih osoba.

Za pravilnu upotrebu metoda i/ili uređaja koji se koriste za postizanje najrazumljivijeg govora od velike pomoći mogu biti logopedi koji podupiru i vode laringektomirane osobe. Govor se znatno poboljšava u razdoblju od šest mjeseci do godinu dana nakon totalne laringektomije.

Aktivna rehabilitacija glasa povezana je s postizanjem bolje funkcionalnosti govora.

Tri glavne metode govora nakon laringektomije su:

1. Traheoezofagealni govor

U traheoezofagealnom govoru zrak se iz pluća izdahne iz dušnika u jednjak kroz malu silikonsku govornu protezu koja ih povezuje, a vibracije se stvaraju u donjem dijelu ždrijela (slika 4).

Govorna proteza se ubacuje kroz kirurški napravljen otvor (TracheoEsophageal Puncture - TEP) u stražnjem dijelu traheostome. Komunikacijski kanal između traheje i jednjaka i postavljanje govorne proteze koja sprječava njegovo zatvaranje može se napraviti istovremeno kada i laringektomija (primarna ugradnja), ili u bilo koje vrijeme nakon laringektomije (sekundarna ugradnja).

Na kraju, prema jednjaku, govorna proteza ima jednosmjerni ventil koji omogućava da zrak uđe u jednjak, ali sprječava da progutana tekućina prođe kroz protezu i dospije do dušnika i pluća.

Govor je moguć preusmjeravanjem izdahnutog zraka kroz protezu u jednjak uz privremeno zatvaranje traheostome. To se može postići okluzijom traheostome prstom ili pritiskom na kasetu izmjenjivača topline i vlage (HME) koji se nosi preko traheostome. (Pogledajte **Prednosti izmjenjivača vlage i topline**, u poglavlju 9)

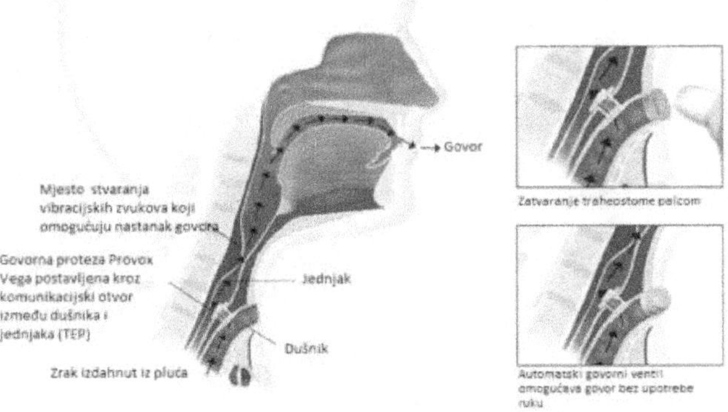

Slika 4. Traheoezofagealni govor

Izmjenjivač topline i vlage (HME) djelomično vraća izgubljene funkcije nosa. Neke laringektomirane osobe koriste i automatski govorni ventil koji se aktivira prilikom govora (Pogledajte **Upotreba automatskog govornog ventila**, u poglavlju 9).

Nakon okluzije traheostome izdahnuti plućni zrak se kreće kroz govornu protezu u jednjak uzrokujući vibracije jednjaka. Ove vibracije koriste se u ustima (jezik, usne, zubi, itd.) za stvaranje zvukova govora.

Postoje dvije različite vrste govornih proteza: govorne proteze predviđene da ih mijenjaju laringektomirana ili neka druga osoba i govorne proteze predviđene da ih mijenja medicinski stručnjak (otorinolaringolog ili logoped).

Izmjenjivač topline i vlage (HME) ili automatski govorni ventil može se pričvrstiti ispred traheostome na različite načine: pomoću samoljepljivog držača (ili podloške) koja se zalijepi na kožu oko traheostome, ili pomoću trahealne kanile ili dugmeta koji se postavljaju u traheostomu.

Pacijenti koji koriste govornu protezu imali su najbolje rezultate u razumljivosti govora šest mjeseci do godinu dana nakon totalne laringektomije.

2. Ezofagealni govor

Kod ezofagealnog govora vibracije nastaju vraćanjem progutanog zraka kroz jednjak (slika 5). Ova metoda ne zahtijeva nikakva pomagala.

Od tri glavne vrste govora nakon laringektomije, ezofagealni govor obično zahtjeva najviše vremena za učenje. Međutim, ima nekoliko prednosti, od kojih je najvažnija neovisnost o mehaničkim ili protetskim pomagalima. Neki logopedi su upoznati s ezofagealnim govorom i mogu pomoći laringektomiranim osobama u učenju ove metode govora. Knjige za samopomoć i drugi edukativni materijali također mogu pomoći u učenju ove metode govora.

Ezofagealni govor

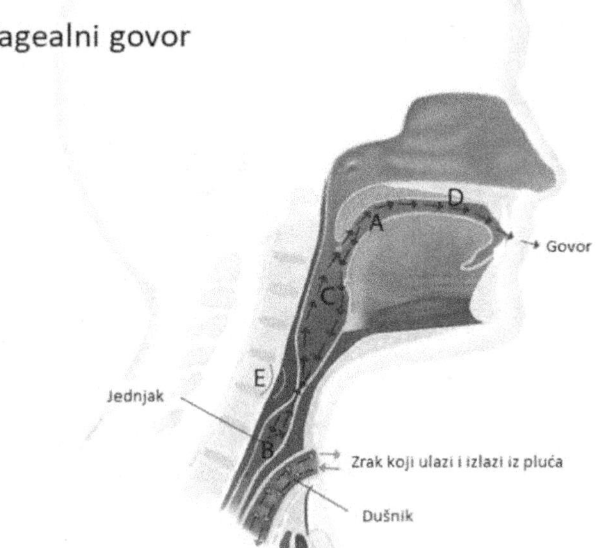

Slika 5. Ezofagealni govor

3. Elektrolarinks

Vibracije u ovoj govornoj metodi proizvode se eksternim baterijskim vibratorom koji se naziva elektrolarinks i koji se uobičajeno postavlja na obraz ili ispod brade (slika 6). Elektrolarinks pravi zujajuću vibraciju koja dopire do grla i usta korisnika, a koji zatim ustima modificira zvuk stvarajući zvukove govora.

Postoje dvije glavne metode za prenošenje vibrirajućih zvukova stvorenih elektrolarinksom u grlo i usta. Jedna je direktno cjevčicom u usta (intraoralni put), a druga preko kože vrata ili lica. U potonjoj metodi elektrolarinks (EL) se drži na licu ili vratu.

Elektrolarinks često koriste laringektomirane osobe ubrzo nakon laringektomije dok su još uvijek u bolnici. Zbog otečenosti vrata i kirurških šavova u to vrijeme poželjan je intraoralni put prenošenja vibracija. Mnogi laringektomirani pacijenti kasnije mogu naučiti druge metode govora. Međutim, i dalje mogu koristiti elektrolarinks kao rezervu u slučaju da imaju probleme s drugim metodama govora.

Govor uz pomoć elektrolarinksa

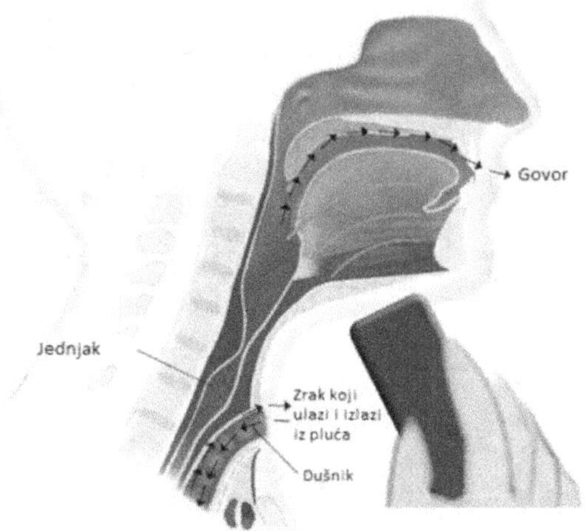

Slika 6. Elektrolarinks – govorni aparat

4. Druge metode govora

Govor se može stvoriti i uporabom pneumatskog govornog aparata. Ova metoda koristi zrak iz pluća kako bi se uzrokovala vibracija drvenog ili gumenog materijala koji proizvodi zvuk (slika 7). Širi dio uređaja se postavlja preko stome, a njegova cijev je stavljena u usta. Stvoreni zvuk ubacuje se u usta kroz cijev.

Osobe koje ne mogu koristiti bilo koju od gore navedenih metoda, mogu koristiti kompjuterski generirani govor koristeći standardno prijenosno računalo (laptop) ili posebno govorno pomagalo. Korisnik upisuje ono što želi na tipkovnici, a računalo glasno govori ono što je otkucano. Neki mobiteli mogu raditi na isti način.

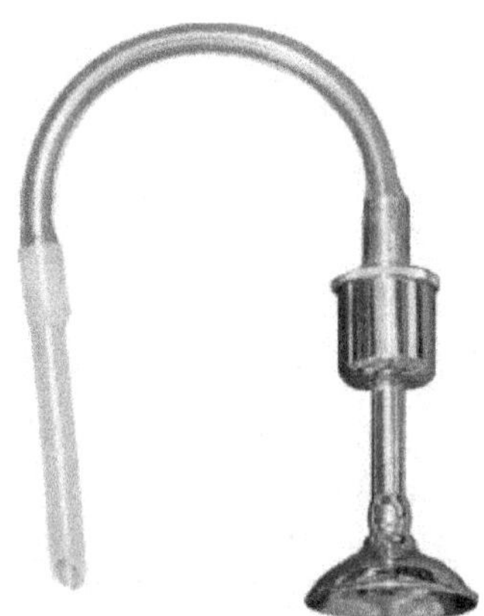

Slika 7: Pneumatski govorni aparat

Dijafragmalno disanje i govor

Dijafragmalno disanje (koje se naziva i trbušno disanje) je duboko i usporeno pri čemu se više koristi dijafragma, negoli međurebreni mišići. Pri disanju pomoću dijafragme više se proširuje trbuh, nego prsa. Ova metoda disanja omogućava veće iskorištenje kapaciteta pluća za uzimanje kisika i uklanjanje ugljičnog dioksida. Osobe koje dišu na traheostomu obično dišu plitko i koriste relativno manji dio plućnog kapaciteta. Navikavanje na disanje uz upotrebu dijafragme može povećati njihovu izdržljivost te poboljšati ezofagealni i trahoezofagealni govor.

Pojačanje glasa pomoću pojačala za glas

Jedan od problema s kojim se laringektomirana osoba susreće tijekom upotrebe traheoezofagealnog ili ezofagealnog govora je slabost jačine glasa. Upotrebom prijenosnog pojačala glasa može se omogućiti govor s manje napora koji se može čuti čak i na bučnim mjestima. Također, ovako se može spriječiti oštećenje podloške koja se pričvršćuje oko stome, jer laringektomirane osobe koje koriste traheoezofagealni govor ne trebaju stvoriti snažan ekspiracijski pritisak da bi izdahnuli zrak kroz govornu protezu.

POGLAVLJE 7.
SLUZ I BRIGA O DIŠNIM PUTEVIMA

Proizvodnja sluzi način je kojim organizam štiti i održava zdravlje dušnika i pluća. Sluz služi za njihovo vlaženje i podmazivanje. Nakon laringektomije, otvor dušnika je na vratu i laringektomirane osobe više ne mogu iskašljati sluz u usta, a zatim ju progutati ili ispuhati kroz nos. Još uvijek je vrlo važno iskašljati i očistiti sluz; međutim, to se mora učiniti kroz traheostomu.

Iskašljavanje sluzi kroz traheostomu je jedini način na koji laringektomirane osobe mogu sačuvati svoj dušnik i pluća od prašine, prljavštine, mikroorganizama i drugih onečišćenja koja mogu ući u dišne putove.

Kad god se pojavi poriv za kašljem ili kihanjem, laringektomirane osobe moraju brzo ukloniti zaštitni prekrivač ili kasetu izmjenjivača topline i vlage (HME) i pomoću maramice pokriti traheostomu da bi uhvatili sluz.

Najbolja konzistencija sluzi je bistra ili gotovo bistra i vodenasta. Takvu konzistenciju, međutim, nije lako održavati zbog promjena u okruženju i vremenskih prilika. Rutinski koraci koji se mogu poduzeti u cilju održavanja proizvodnje zdrave sluzi prikazani su u nastavku.

Stvaranje sluzi i povećanje vlažnosti zraka

Prije laringektomije, osobe udišu zrak zagrijan na tjelesnu temperaturu, ovlažen i očišćen od organizama i čestica prašine pomoću gornjeg dijela respiratornog sustava. Ove funkcije se nakon laringektomije gube, pa je važno vratiti izgubljene funkcije koje je prethodno pružao gornji dio respiratornog sustava.

Nakon laringektomije udahnuti zrak se ne vlaži prolazeći kroz nos i usta; u skladu s tim dolazi do suhoće traheje, iritacije i prekomjerne proizvodnje sluzi. Srećom, dušnik s vremenom postaje tolerantniji na suhi zrak.

Međutim, kada je vlažnost zraka preniska traheja se može osušiti, ispucati i krvariti. Ako je krvarenje značajno ili ne reagira na povećanje vlage, potrebno je potražiti liječničku pomoć. Ako je količina ili boja sluzi zabrinjavajuća, također se treba obratiti liječniku.

Obnavljanjem vlažnosti udahnutog zraka smanjuje se prekomjerna proizvodnja sluzi na adekvatan nivo. To će umanjiti šanse za neočekivani kašalj i začepljenje kasete izmjenjivača topline i vlage. Povećanje vlažnosti u kući na 40-50% relativne vlažnosti (ne više) može pomoći u smanjenju proizvodnje sluzi i zaštititi traheostomu i dušnik od isušivanja, pucanja i krvarenja. Osim što su bolne, ove pukotine također mogu postati putovi za infekcije.

Koraci za postizanje boljeg vlaženja uključuju:
- Nošenje izmjenjivača vlage i topline 24/7 koji održavaju vlažnost traheje višom i čuvaju toplinu unutar pluća;
- Vlaženje prekrivača traheostome kako bi se udisao vlažniji zrak (kod onih koji nose pokrivač stome). Iako je manje učinkovit od izmjenjivača vlage i topline, vlaženjem spužvastog filtera ili pokrivača traheostome čistom vodom, također može pomoći povećanju vlažnosti;
- Uzimanje dovoljno tekućine kako bi se održala dobra hidracija;
- Stavljanje 3-5 cm3 fiziološke otopine u dušnik najmanje dva puta na dan;
- Tuširanje toplom vodom ili udisanje vodene pare iz čajnika (sa sigurne udaljenosti) također može smanjiti suhoću;
- Uporaba ovlaživača u kući za postizanje 40-50% vlage i nabavljanje higrometra za praćenje vlažnosti. Ovo je važno i ljeti kad se koristi klima uređaj, i zimi kada se koristi grijanje;
- Udisanje pare stvorene kipućom vodom ili vrelim tušem.

Postoje dvije vrste prijenosnih ovlaživača - parni i evaporacijski. Digitalni mjerač vlage (higrometar) može pomoći u kontroli razine vlažnosti. Vremenom, kako se dišni put prilagođava novonastalom stanju, može se smanjiti i potreba za čestim korištenjem ovlaživača zraka.

Briga o dišnim putevima i vratu posebno za hladnih zima i na velikim visinama

Zima i velike visine mogu biti teški za laringektomirane osobe. Zrak na velikoj nadmorskoj visini je rjeđi i hladniji, pa samim tim i suši. Prije laringektomije, zrak udahnut kroz nos se zagrije i ovlaži prije ulaska u pluća. Nakon laringektomije zrak se ne udiše kroz nos, već kroz traheostomu izravno ulazi u dušnik.

Hladni zrak je suši od toplog zraka i više iritira dušnik. To je zato što hladni zrak sadrži manje vlage, a samim time može isušiti dušnik i uzrokovati krvarenje.

Sluz se također može osušiti i začepiti dušnik.

Udisanje hladnog zraka može imati i iritantan utjecaj na dišni put uzrokujući grč glatkog mišića koji okružuje dišni put (bronhospazam). Time se smanjuje promjer dišnog puta i otežava ulazak zraka u pluća i izlazak iz njih, čime se povećava kratkoća daha.

Njega dišnih putova uključuje sve korake opisane u prethodnom odjeljku kao i:

- Iskašljavanje ili usisavanje sluzi pomoću aspiratora za čišćenje dišnih putova;
- Izbjegavanje izlaganja hladnom, suhom ili prašnjavom zraku;
- Izbjegavanje prašine, iritanata i alergena;
- Kada ste izloženi hladnom zraku, razmislite o tome da traheostomu pokrijete jaknom (zakopčavši ju do kraja); ili labavo šalom i dišete u prostor između jakne i tijela da se udahnuti zrak zagrije;
- Sprječavanje ulaska vode u traheostomu prilikom tuširanja (vidi dolje).

Nakon laringektomije koja uključuje disekciju vrata veliki broj pojedinaca razvije područja utrnulosti u vratu, bradi i iza ušiju. Zbog toga ove osobe ne mogu osjetiti hladan zrak, te se na tim mjestima mogu razviti promrzline. Zbog toga je ta područja važno pokriti šalom ili toplim ogrtačem.

Korištenje aspiratora za čepove od sluzi

Aspiratori se često naručuju za laringektomirane osobe prije odlaska u bolnicu za kućnu uporabu. Koriste se za aspiraciju sluzi, kada se ne može iskašljati i/ili za uklanjanje čepa od sluzi. Čep se može razviti kad sluz postane gusta i ljepljiva, uzrokujući blokadu dijela ili ponekad čak i cijelog dišnog puta.

Čep može prouzrokovati iznenadnu i neobjašnjivu kratkoću daha. U ovim okolnostima može se koristiti aspirator za uklanjanje čepa. Stoga bi ga trebalo imati na raspolaganju za tretiranje takve hitne situacije. Čepovi od sluzi također se mogu ukloniti i fiziološkim „metkom" (0,9% sterilnom slanom vodom u plastičnoj tubi) ili ubrizgavanjem slane otopine u traheostomu. Fiziološka otopina može omekšati čep koji se potom može iskašljati. Ovo stanje može postati medicinski hitno ukoliko se čep ne uspije ukloniti nakon nekoliko pokušaja, a poziv hitnoj medicinskoj službi na 194 može spasiti život.

Iskašljavanje krvi

Krv u sluzi može potjecati iz više izvora. Najčešće je od ogrebotina unutar traheostome. Ogrebotine mogu biti uzrokovane povredom prilikom čišćenja traheostome. Krv je tada obično jarko crvena. Još jedan čest uzrok iskašljavanja krvi kod laringektomiranih osoba je iritacija dušnika zbog suhoće koja je uobičajena tijekom zime. Preporučljivo je u domu održavati odgovarajući nivo vlage (40¬-50%) kako bi se sušenje dušnika minimaliziralo. Također može pomoći i ubrizgavanje sterilne fiziološke otopine u traheostomu (Vidi iznad **Stvaranje sluzi** u ovom poglavlju).

Krvavi ispljuvak može biti i simptom upale pluća, tuberkuloze, raka pluća ili nekih drugih problema s plućima.

Dugotrajno iskašljavanje krvi treba procijeniti liječnik specijalista. Ovo može biti hitno ukoliko je povezano s poteškoćama u disanju i/ili s bolom.

Curenje iz nosa

Laringektomirane osobe i ostale osobe koji dišu na otvor na vratu više ne dišu putem nosa, zbog čega se njihov sekret iz nosa ne suši kretanjem zraka. Posljedično, sekret kapa iz nosa kad god se proizvedu njegove velike količine. Ovo je posebno često prilikom izloženosti hladnom i vlažnom zraku ili iritantnim mirisima. Izbjegavanje ovih stanja može spriječiti curenje iz nosa. Brisanje sekreta je najbolje praktično rješenje. Laringektomirane osobe koje koriste govornu protezu mogu ispuhati nos okluzijom traheostome i usmjeravanjem zraka kroz nos.

Respiratorna rehabilitacija

Nakon laringektomije udahnuti zrak zaobilazi gornji dio respiratornog sustava i ulazi izravno u dušnik i pluća kroz traheostomu. Laringektomirane osobe, dakle, gube dio respiratornog sustava koji se koristi za filtraciju, zagrijavanje i vlaženje zraka koji udišu. Promjena načina disanja također utječe na napore koji su potrebni za disanje i potencijalne funkcije pluća. To zahtjeva prilagođavanje i ponovno učenje. Za laringektomirane osobe disanje je zapravo lakše jer je manji otpor protoka zraka kada isti zaobilazi nos i usta. Budući da je zraku lakše doći u pluća, laringektomirane osobe više nemaju potrebu napuhnuti i ispuhnuti pluća potpuno jednako kao i prije. Stoga nije neuobičajeno da se kod laringektomiranih osoba smanji kapacitet pluća i kapacitet disanja.

Postoji nekoliko mjera kojima laringektomirane osobe mogu očuvati i povećati kapacitet pluća:

- Upotreba izmjenjivača vlage i topline može stvoriti otpor u izmjeni zraka. To prisiljava pojedinca da u potpunosti napuhne pluća kako bi dobio potrebnu količina kisika.
- Redovno vježbanje pod medicinskim nadzorom i vodstvom može omogućiti da se pluća u potpunosti napuhnu i poboljšaju rad srca i disanje.

Korištenje dijafragmalnog disanja. Ova metoda disanja omogućava veće iskorištenje plućnih kapaciteta. (Vidi **Dijafragmalno disanje i govor**, poglavlje 6).

POGLAVLJE 8

NJEGA TRAHEOSTOME

Stoma je otvor koji povezuje dio tjelesne šupljine s vanjskom sredinom. Traheostoma se formira nakon laringektomije stvaranjem novog otvora za dušnik na vratu, spajajući na taj način pluća s vanjskom sredinom. Briga za traheostomu kako bi se osigurala njena prohodnost i zdravlje, iznimno je važna.

Opća njega

Jako je važno pokriti stomu u svakom trenutku kako bi se spriječilo prodiranje prljavštine, prašine, dima, i mikroorganizama u dušnik i pluća.

Postoje razne vrste pokrivača traheostome. Najefikasniji se nazivaju izmjenjivači topline i vlage (HME) jer se čvrsto priljubljuju oko stoma. Osim filtriranja prljavštine, izmjenjivači topline i vlage čuvaju dio vlage i topline unutar dišnog puta i sprečavaju njihovo gubljenje. Izmjenjivač vlage i topline stoga pomaže u obnovi topline, vlage i čistoće udahnutog zraka do stanja prije laringektomije.

Stoma se često smanjuje tijekom prvih tjedana ili mjeseci nakon formiranja. Da bi se spriječilo njeno potpuno zatvaranje, u početku se trahealna kanila ili tubus ostavlja u traheostomi 24 sata dnevno. S vremenom se period ostavljanja tubusa u traheostomi postepeno smanjuje. Često se ostavlja preko noći sve dok ne prestane njeno smanjivanje.

Njega traheostome kod upotrebe podloške ili samoljepljivih držača: Koža oko stome može postati iziritirana zbog opetovanog lijepljenja i uklanjanja podloške. Materijali koji se koriste za uklanjanje stare podloške i priprema za novu, mogu iritirati kožu. Uklanjanje stare podloške također može iritirati kožu, posebno kad je zalijepljena.

Adhezivno sredstvo za uklanjanje ljepila (npr. Remove™, Smith&Nephew, Inc. Largo Fl 33773) sadrži tekućinu koja može pomoći u uklanjanju podloške ili samoljepljivih držača. Postavlja se na ivicu podloške i pomaže odvajanje podloške od kože kad je podignuta. Važno je obrisati područje s ostacima Remove™ sredstva s alkoholnom maramicom kako sredstvo ne bi iritiralo kožu. Kada se koristi novi podložak, brisanje Remove™ sredstva s kože sprječava njegovo miješanje s ljepilom s nove podloške.

Obično se ne preporučuje ostaviti podlošku više od 48 sati. Neki, međutim, zadržavaju podlošku mnogo duže, i mijenjaju ju kad postane labava ili prljava. Nekima je uklanjanje ljepila iritantnije od lijepljenja.

Ako je koža iritirana, bolje je ostaviti podlošku u trajanju od samo 24 sata. Iritiranoj koži možda će biti preporučljivo dati dan odmora ili dok se područje ne zacijeli, tada traheostomu treba prekriti samo s krutom podloškom bez ikakvog ljepila ili sa spužvastim poklopcem. Postoje i posebna hidrokoloidna ljepila koja omogućavaju upotrebu na osjetljivoj koži. Prije lijepljenja važno je koristiti tekući film-formirajući premaz za zaštitu kože (tj. Skin PrepTM, Smith & Nephew, Inc. Largo Fl 33773).

Njega traheostome kod korištenja endotrahealne kanile: Nakupljanje sluzi i trenje endotrahealne kanile može iritirati kožu oko stome. Kožu oko stome trebalo bi očistiti najmanje dva puta dnevno u cilju sprječavanja neugodnih mirisa, iritacije i infekcije. Ako područje postane crveno, osjetljivo ili neugodnog mirisa, čišćenje stome potrebno je obavljati i češće. U slučaju pojave osipa, neobičnog mirisa i/ili žućkasto-zelenog sekret oko stome, preporučuje se kontaktirati svog liječnika.

Iritacija kože oko traheostome

Ako koža oko stome postane iritirana i crvena, najbolje ju je ostaviti otkrivenom i ne izlagati ju otapalima dan, dva, tako da može zacijeliti. Ponekad se kod nekih osoba može razviti i iritacija na otapala koja se koriste za pripremu i lijepljenje podloške izmjenjivača vlage i topline. U tom slučaju korisno je izbjegavanje istih otapala i pronalazak drugih koja ne uzrokuju iritaciju. Uporaba hidrokoloidnog ljepila često predstavlja dobro rješenje za pacijente s osjetljivom kožom.

U slučaju vidljivih znakova infekcije poput otvorenih ulceracija i crvenila, može biti korisno uvesti uporabu lokalnih antibiotika. Korisno je zatražiti savjet od svog liječnika, pogotovo ako lezija ne zarasta. Liječnik može uzeti bris zahvaćenog područja čiji mikrobiološki nalaz može voditi odabiru učinkovite antimikrobne terapije.

Zaštita traheostome od vode prilikom tuširanja

Prilikom tuširanja važno je spriječiti ulazak vode u traheostomu. Mala količina vode u dušniku uglavnom neće nanijeti štetu i može se brzo iskašljati. Međutim, udisanje veće količine vode može biti opasno.

Metode za sprječavanje ulaska vode u traheostomu su:
- Prekrivanje traheostome dlanom i prestanak udisanje zraka kada je voda usmjerena u blizini traheostome.
- Nošenje ovratnika s plastičnom stranom prema vani.
- Uporaba komercijalnog uređaja koji prekriva traheostomu.
- Nošenje pokrivača traheostome, podloške ili izmjenjivača vlage i topline prilikom tuširanja može biti dovoljno, pogotovo ako je mlaz vode usmjeren daleko od traheostome. Također je korisno prestati udisati zrak na nekoliko sekundi tijekom pranja područja blizu traheostome. Tuširanje neposredno prije uklanjanja izmjenjivača vlage i topline i njegove podloške, omogućava korištenje umetka za zaštitu od vode. Ova jednostavna metoda može učiniti tuširanje lakšim.
- Prilikom pranja kose, treba savijanjem glave spustiti bradu ispod traheostome.

Voda i upala pluća

Kod laringektomiranih postoji opasnost udisanja (aspiriracije) vode koja možda nije sterilna. Voda iz slavine sadrži bakterije; a broj bakterija varira ovisno o učinkovitosti čišćenja objekta za tretman voda i njenog izvora (npr. bunar, jezero, rijeka itd.). Voda u bazenu sadrži klor koji smanjuje, ali nikada ne sterilizira vodu. Morska voda sadrži brojne bakterije čija priroda i koncentracije variraju.

Ulazak vode u pluća ponekad može izazvati upalu pluća. Razvijanje aspiracijske pneumonije zavisi od toga koliko je vode udahnuto, koliko je iskašljano, kao i od imunološkog sustava osobe koja je udahnula vodu.

Sprječavanje aspiracije u traheostomu

Jedan od glavnih uzroka respiratornog hitnog stanja laringektomiranih je aspiracija tanke papirne maramice ili papirnih ubrusa u dušnik. Ovo može biti vrlo opasno i može izazvati gušenje. To se obično događa nakon što se stoma prekrila papirnatim ručnikom prilikom iskašljavanja ispljuvka. Nakon kašlja nastaje vrlo duboka inspiracija zraka koja može usisati papir natrag u dušnik. Način da se to spriječi je korištenje ručnika ili jakih papirnih ubrusa koji se ne raspadaju lako, čak i kada su vlažni. Treba izbjegavati tanke maramice.

Drugi način da se spriječi aspiracija papirnih maramica je da se zadrži udah dok se potpuno ne izbriše ispljuvak i ukloni papirnata maramica ili ručnik s područja traheostome. Treba spriječiti i aspiraciju drugih stranih tijela pokrivajući traheostomu izmjenjivačem vlage i topline, spužvastim prekrivačem ili pokrivačem traheostome.

Aspiracija vode u traheostomu prilikom tuširanja može se spriječiti nošenjem nastavka koji prekriva traheostomu (vidi gore). Izmjenjivač vlage i topline se tijekom tuširanja može zadržati i/ili izbjegavati udisanje kada je voda usmjerena prema traheostomi.

Kupanje u kadi može se sigurno obaviti sve dok voda ne dopire do traheostome. Područja iznad stoma treba oprati sapunom i ručnikom za pranje. Važno je spriječiti sapunicu da uđe u traheostomu.

NJEGA IZMJENJIVAČA TOPLINE I VLAGE (HME)

Izmjenjivači topline i vlage (HME) služe kao prekrivač traheostome i stvaraju čvrsti spoj oko traheostome. Pored filtriranja prašine i drugih većih čestica u zraku, izmjenjivači vlage i topline čuvaju dio vlage i topline unutar dišnih puteva, sprječavaju njihov gubitak, te daju otpor protoku zraka. Izmjenjivač vlage i topline pomaže u obnavljanju temperature, vlage i čistoće udahnutog zraka do istog stanja kao i prije laringektomije.

Prednosti izmjenjivača topline i vlage

Vrlo je važno da laringektomirane osobe posjeduju izmjenjivač topline i vlage (HME kazete). U SAD-u su izmjenjivači vlage i topline dostupni putem Atos Medical i InHealth Technologies (slika 8). Izmjenjivač topline i vlage se može priključiti na endotrahealnu kanilu (LaryTube™, LaryButton™) ili na podlošku pričvršćenu na kožu oko traheostome.

Izmjenjivač topline i vlage je dizajniran tako da ga je potrebno svakodnevno mijenjati. Spužvice u izmjenjivačima vlage i topline obrađuju se sredstvima koje imaju antimikrobna svojstva i pomažu zadržavanju vlage u plućima. Ne bi ih trebali prati i ponovno upotrebljavati, jer ta sredstva s vremenom ili nakon ispiranja vodom ili drugim sredstvima za čišćenje, gube svoju učinkovitost.

Izmjenjivač topline i vlage skuplja vlagu i toplinu iz izdahnutog zraka. Mogu se impregnirati klorheksidinom (antibakterijsko sredstvo), natrij-kloridom (NaCl), solima kalcij-klorida, aktivnim ugljenom (upija hlapljive pare), a odbacuju se nakon 24-satne upotrebe.

Prednosti izmjenjivača topline i vlage uključuju i: povećanje vlage unutar pluća (što kasnije dovodi do manje proizvodnje sekreta), smanjenje viskoznosti sekreta dišnih putova, smanjenje rizika od začepljenja dušnika i ponovno uspostavljanje normalnog otpora dišnog puta udahnutom zraku, koji čuva kapacitet pluća.

Pored toga, poseban izmjenjivač topline i vlage u kombinaciji s elektrostatskim filterom također smanjuje udisanje (i izdisanje/prijenos) bakterija, virusa, prašine i polena. Udisanje manje polena može smanjiti iritaciju dišnih putova tijekom sezone alergija. Nošenje izmjenjivača vlage i topline s filterom može smanjiti rizik od dobivanja ili prenošenja virusnih i bakterijskih infekcija, posebno u pretrpanim ili zatvorenim mjestima. Također je dostupan i novi izmjenjivač vlage i topline za filtriranje potencijalnih respiratornih patogena (ProvoxMicron™, Atos Medical).

Važno je shvatiti da pokrivači stome poput spužvastih filtera, okovratnika, marama itd., ne pružaju istu korist laringektomiranim osobama kao izmjenjivači topline i vlage (HME kazete).

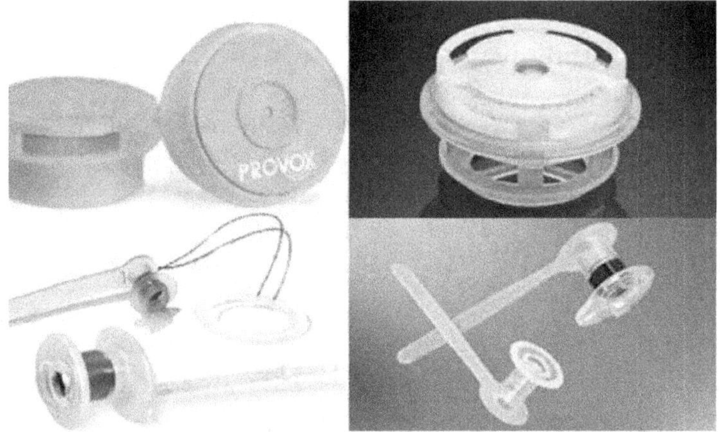

Slika 8: Govorna proteza (ispod) i izmjenjivač vlage i topline
- proizvodi kompanija Atos (Provox) i InHealth

Učinak izmjenjivača vlage i topline na disanje kod laringektomiranih osoba

Laringektomija kompromitira dišni sustav dopuštajući da udahnuti zrak zaobiđe nos i gornje dišne putove koji inače omogućavaju vlaženje, filtraciju i zagrijavanje udahnutog zraka. Također smanjuje napor potreban za udisanje smanjenjem otpora zraka i skraćivanjem udaljenosti kojom zrak putuje do pluća.

Ovo znači da kod laringektomiranih osoba nije potreban napor za prolazak zraka kroz gornje dišne putove, te se njihova pluća ne trebaju napuhati kao ranije, osim ako osoba ne radi na zadržavanju kapaciteta pluća vježbanjem i drugim metodama. Izmjenjivači vlage i topline povećavaju otpor udahnutom zraku i samim tim se povećava napor potreban za udisanje, čime se može očuvati raniji kapacitet pluća.

Postavljanje podloške za izmjenjivač vlage i topline

Ključ za produljenu upotrebu podloške za izmjenjivač vlage i topline nije samo pravilno lijepljenje, nego i uklanjanje starog ljepila s kože, pravilno čišćenje područja oko traheostome i nanošenje novog sloja ljepila. Za sve ovo iznimno je važna pažljiva priprema kože (slika 3).

Kod pojedinih bolesnika oblik vrata oko stome uzrokuje teško postavljanje podloške za izmjenjivač vlage i topline. Postoji nekoliko vrsta podložaka za izmjenjivač vlage i topline; a logoped Vam može pomoći u odabiru najbolje. Pronalaženje najbolje podloške za izmjenjivač vlage i topline može potrajati. Vremenom, kako se postoperativni otok smanjuje i područje oko traheostome preoblikuje, vrsta i veličina podloške za izmjenjivač vlage i topline može varirati.

U nastavku su predložene upute kako postaviti podloške za izmjenjivač vlage i topline. Tijekom cijelog postupka važno je biti strpljiv i omogućiti da se tekući film-formirajući premaz za zaštitu kože (tj. Skin Prep™, Smith & Nephew, Inc. Largo Fl 33773) i silikonski kožni adheziv osuše prije nanošenja sljedećeg sloja ili stavljanja podloške za izmjenjivač vlage i topline. Za to je potrebno vrijeme, ali važno je slijediti ove upute:
1. Očistite staro ljepilo maramicom za uklanjanje ljepila (npr. Remove™, Smith & Nephew, Inc. Largo, Fl 33773),
2. Obrišite Remove™ s alkoholnom maramicom (u slučaju da se ovo ne učini Remove™ će ometati novo ljepilo),
3. Obrišite kožu vlažnim ručnikom,
4. Obrišite kožu vlažnim ručnikom sa sapunom,
5. Sapun operite vlažnim ručnikom i temeljito osušite,

6. Nanesite Skin PrepTM i ostavite da se osuši 2-3 minute,
7. Za dodatnu čvrstoću nanesite silikonsko ljepilo za kožu ili koristite Skin-Tac™ maramicu (Torbot, Cranston, Rhode Island, 20910) i ostavite da se osuši 3-4 minute (ovo je posebno važno za korisnike automatskog govornog ventila),
8. Pričvrstite podlošku za izmjenjivač vlage i topline na najboljem mjestu kako bi se omogućio protok zraka i dobro pričvršćivanje,
9. Kada koristite automatski govorni uređaj pričekajte 5-30 minuta prije nego počnete govoriti kako bi se podloška učvrstila.

Neki logopedi preporučuju zagrijavanje podloške prije postavljanja trljajući ju u rukama, držeći je ispod pazuha nekoliko minuta ili puhanjem vrućeg zraka sušilom za kosu. Treba paziti da se ljepilo ne pregrije. Zagrijavanje ljepila je posebno je važno kada upotrebljavate hidrokoloidno ljepilo jer ga toplina aktivira.

Video koji je snimio Steve Staton, prikazuje postavljanje podloške za izmjenjivač vlage i toplineu http://www.youtube.com/watch?v=5Wo1z5 n1j8

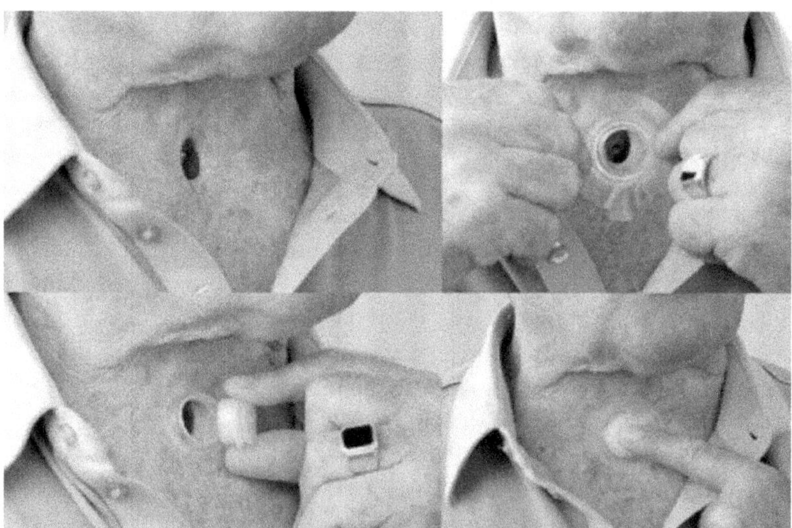

Slika 9: Postavljanje izmjenjivača vlage i topline i podloške za izmjenjivač vlage i topline

Korištenje automatskog govornog izmjenjivača vlage i topline

Automatski govorni ventil omogućava govor bez pritiskanja izmjenjivača vlage i topline rukom da bi je zatvorili. Na taj se način blokira izdah kroz traheostomu i usmjerava zrak kroz govornu protezu. Ovaj uređaj oslobađa ruku i olakšava stručne i rekreativne aktivnosti. Zapamtite da se pri upotrebi automatskog govornog ventila stvara veći pritisak kada se zrak izdiše, što potencijalno dovodi do odljepljivanja podloške izmjenjivača. Smanjivanje pritiska izdisaja prilikom govora, sporiji i tiši govor (skoro šapćući), sa stankama nakon 5¬-7 riječi može spriječiti odljepljivanje podloške. Podržavanje prstom prije potrebe za glasnim govorom također može pomoći. Osim toga, izuzetno je važno brzo ukloniti uređaj prije kašlja.

Filter zraka (koji se naziva i kazeta u Provox FreeHands HME) u automatskom govornom uređaju mora se redovito mijenjati (svakih 24 sata ili prije ako postane prljav ili prekriven sluzi). Kako god, automatski govorni uređaj može se koristiti duže vrijeme (šest mjeseci do godinu dana) uz pravilnu upotrebu i čišćenje. Automatski govorni uređaj zahtjeva početna prilagođavanja, kako bi odgovarao disanju laringektomirane osobe i njenim govornim sposobnostima. Detaljne upute o upotrebi i održavanju uređaja pružaju njihovi proizvođači.

Ključno za govor pomoću automatskog govornog ventila je naučiti kako govoriti bez kvarenja spoja podloške. Korištenje dijafragmalnog disanja omogućava izdisanje više zraka što smanjuje napor pri govoru i povećava broj riječi koji se mogu artikulirati svakim dahom. Ovom metodom sprječava se povećanje pritiska zraka u dušniku koji može uzrokovati odljepljivanje podloške. Možda će trebati vremena i strpljenja kako biste naučili govoriti na takav način, a upute iskusnog logopeda mogu biti od velike pomoći.

Vrlo je važno postaviti podlošku za izmjenjivač vlage i topline u skladu s koracima prikazanim u odjeljku o njezi pri korištenju izmjenjivača (Vidi iznad **Postavljanje podloške za izmjenjivač vlage i topline**) uključujući čišćenje područja oko stome pomoću Remove™, alkohola, vode i sapuna; stavljanje Skin Prep™ i na kraju lijepljenje (SkinTag™). Slijedom ovih uputa možete produžiti upotrebu podloške i smanjiti vjerojatnost curenja zraka kroz spoj s kožom.

Udisanje zraka malo je teže korisnicima automatskog govornog uređaja u usporedbi s običnim izmjenjivačem vlage i topline. Moguće je udisanje veće količine zraka zakretanjem uređaja u smjeru suprotnom od kazaljke na satu (kako u Atos FreeHands™ tako i kod InHealth HandsFree uređaja).

Usprkos izazovima održavanja spoja podloške, mnoge laringektomirane osobe cijene sposobnost prirodnijeg govora i slobodu korištenja obje ruke. Moguće je znatno duže održati spoj podloške korištenjem pojačala glasa što zahtijeva manje napora i stvara manji pritisak zraka (Vidi **Pojačanje glasa upotrebom pojačala**, poglavlje 6).

Nošenje izmjenjivača vlage i topline preko noći

Neki izmjenjivači vlage i topline imaju odobrenje za nošenje 24/7 (Atos Medical). Ako je spoj podloške dobar, može se zadržati preko noći. Ako spoj ne traje, moguće je koristiti improviziranu podlošku za noć. Atos Xtra BasePlate™ može se preraditi uklanjanjem vanjskog mekog dijela i ostavljanjem unutrašnjeg krutog dijela. Ovakva podloška je "ljepljiva" i može pokriti traheostomu bez ljepila, pa čak i omogućiti govor. Također je moguće koristiti i izmjenjivač vlage i topline postavljen na endotrahealnu kanilu (LaryTube) preko noći.

Pokrivanje (skrivanje) izmjenjivača vlage i topline

Nakon laringektomije, disanje se obavlja kroz otvor na vratu koji se naziva traheostoma. Većina laringektomiranih osoba koristi izmjenjivač vlage i topline ili spužvasti filter preko stome za filtriranje udisanog zraka i održavanje topline i vlage u gornjim dišnim putovima. Mjesto traheostome se ističe i laringektomirane osobe se suočavaju s izborom hoće li pokriti izmjenjivač vlage i topline s odjećom, maramom, nakitom ili ju ostaviti nepokrivenu.

Prednosti i mane svakog izbora:

Disanje može biti lakše bez dodatnog prekrivanja koje može ometati protok zraka. Ostavljanje izloženog vrata omogućava lakši pristup do traheostome radi čišćenja i održavanja te omogućava brzo uklanjanje izmjenjivača vlage i topline u slučaju kašljanja ili kihanja. Nagon za kašljem ili kihanjem često je vrlo iznenadan i, ako izmjenjivač vlage i topline nije brzo izvađen, može se začepiti.

Izlaganje vrata pruža neizgovoreno objašnjenje za slab i izmijenjen glas mnogih laringektomiranih osoba i ohrabruje druge da ih slušaju pažljivije. Ujedno olakšava pružateljima zdravstvenih usluga da prepoznaju jedinstvenu anatomiju laringektomiranih u slučaju potrebe umjetnog disanja. Ako laringektomirana osoba nije adekvatno prepoznata, umjetno se disanje može pogrešno primjenjivati kroz usta ili kroz nos, a ne preko traheostome. (Vidi **Osiguravanje odgovarajuće hitne pomoći osobama sa traheostomom, uključujući i laringektomirane osobe**, poglavlje 17)

Otvoreno prikazivanje pokrivene traheostome također otkriva medicinsku povijest osobe i činjenicu da je on/ona preživjela rak i nastavila sa svojim životom usprkos hendikepu, a karcinom je vodeća indikacija za laringektomiju. Iako ima mnogo preživjelih nakon raka u zajednici, njihova teška iskustva obično su skrivena od pogleda. Osobe koje svoju traheostomu često prekrivaju čine to jer ne žele da ih drugi ometaju, žele biti neupadljivi i izgledati što je moguće normalnije. Pokrivanje traheostome je puno češće među ženama koje više brinu o svom fizičkom izgledu.

Neki osjećaju da je laringektomija samo mali dio onoga što jesu kao osoba; i ne žele ju „reklamirati”. Postoje mnoge prednosti i posljedice za svaki pristup, no konačni odabir napokon ovisi o samom pojedincu.

POGLAVLJE 10.

UPOTREBA TRAHEOEZOFAGEALNE PROTEZE I BRIGA O NJOJ

Govorna proteza se ugrađuje u prethodno kirurški stvoren traheoezofagealni kanal (TEP) koji povezuje dušnik i jednjak kod osoba koje žele govoriti putem traheozofagealnog govora. On omogućuje osobi da izdiše zrak iz pluća kroz dušnik u jednjak kroz silikonsku protezu koja ih povezuje; gdje vibracije nastaju u donjem dijelu ždrijela.

Vrste govornih proteza

Postoje dvije vrste govornih proteza: one koje postavlja i mijenja logoped ili otorinolaringolog i one koje mijenja sam pacijent.

Govorne proteze koje mijenja liječnik ili logoped uglavnom traju duže nego proteze koje pacijent sam postavlja. Međutim, proteza na kraju najčešće procuri jer gljivice i drugi mikroorganizmi urastu u silikon od kojeg su proteze napravljene zbog čega dolazi do nepotpunog zatvaranja poklopca ventila. Kada se poklopac ventila ne može više čvrsto zatvoriti, tekućine mogu proći kroz govornu protezu (vidi u poglavlju **Uzroci curenja govornih proteza**).

Proteza koju postavlja liječnik može dobro funkcionirati tjednima, čak i mjesecima. Međutim, neki logopedi smatraju da bi ju trebalo promijeniti čak i ako ne propušta, nakon šest mjeseci, jer ako ostane duže vrijeme, može dovesti do dilatacije traheoezofagealnog kanala.

Govorna proteza koju mijenja sam pacijent omogućava veći stupanj neovisnosti laringektomirane osobe. Laringektomirana osoba ju može redovno sama mijenjati (svakih jedan do dva tjedna). Neki korisnici ovih proteza mijenjaju ju tek nakon što procuri. Stara se proteza može očistiti i ponovo upotrijebiti nekoliko puta.

Brojni čimbenici određuju sposobnost pojedinca da koristi proteze koje mijenja sam pacijent:

· Otvor TEP-a treba biti lako dostupan; međutim on se može pomaknuti tijekom vremena, čineći ga manje pristupačnim.
· Laringektomirana osoba mora imati dovoljno dobar vid i dobru spretnost, što će njemu/njoj omogućiti da izvrši sve potrebne korake.
· Laringektomirana osoba treba biti sposobna pratiti sve korake potrebne za izvođenje procedure.

Govornu protezu koju mijenja liječnik ne treba mijenjati tako često kao onu koju mijenja sam pacijent.

Dvije video snimke, čiji je autor Steve Staton, objašnjavaju kako promijeniti protezu koju mijenja sam pacijent, dostupne su na sljedećim URL adresama   http://www.youtube.com/watch?v=nF7cs4Q29WA&feature=-channelpage i http://www.youtube.com/watch?v=UkeOQfZpUg&feature=relmfu.

Glavna razlika između govornih proteza koje mijenja liječnik i onih koje mijenja sam pacijent je veličina prirubnica. Veća veličina prirubnice na protezama koje mijenjaju liječnici otežava mogućnost da proteza slučajno ispadne iz svog ležišta. Još je jedna razlika što remen ne bi trebalo ukloniti s proteze koju mijenja pacijent, jer pomaže učvrstiti protezu.

Uglavnom, nema razlike u kvaliteti glasa proizvedenom korištenjem proteze koju mijenja liječnik i proteze koju mijenja sam pacijent.

Što učiniti ukoliko proteza curi ili je ispala iz ležišta?

Ako pacijent ima protezu koju sam mijenja, istu može promijeniti ukoliko proteza procuri ili ispadne iz svog ležišta, uloliko ima zamjensku protezu. Alternativno, u TEP se može umetnuti crveni gumeni kateter koji može spriječiti zatvaranje TEP-a. Umetanjem katetera ili nove proteze može se izbjeći potreba za pravljenjem novog TEP-a. Curenje kroz protezu može se privremeno spriječiti umetanjem čepa (specifičnog za vrstu i širinu proteze) dok se dođe u situaciji da se proteza može zamijeniti.

Preporučljivo je da osobe koji koriste govornu protezu nose čep za protezu i kateter.

Uzroci curenja govorne proteze

Postoje dva obrasca curenja govorne proteze - curenje kroz protezu i curenje oko nje.

Curenje **kroz govornu protezu** uglavnom se javlja zbog situacija u kojima se ventil više ne može čvrsto zatvoriti. Ovo može nastati zbog sljedećeg: kolonizacija ventila gljivicama; zaklopni ventil se može zaglaviti u otvorenom položaju; komad hrane, sluzi ili dlake (kod pacijenata kod kojih je rekonstrukcija rađena s kožno-mišićnim režnjem) zaglavljen na ventilu; ili proteza ulazi preduboko u jednjak i pravi kontakt s njegovim stražnjim zidom. Neizbježno, sve proteze izgube funkciju zbog curenja, bilo da procure zbog kolonizacije gljivicama ili zbog jednostavnog mehaničkog kvara. Ako kroz protezu neprestano curi od samog postavljanja, problem uglavnom nastaje zbog toga što je poklopac ventila ostao otvoren uslijed negativnog tlaka nastalog gutanjem. Ovo se može popraviti upotrebom proteze koja ima veći otpor. Problem koji može nastati na ovaj način je što takva govorna proteza može zahtijevati veći napor prilikom govora. Važno je, međutim, spriječiti stalno curenje tekućine u pluća.

Rjeđe se događa curenje oko govorne proteze i uglavnom dolazi uslijed dilatacije traheoezofagealnog kanala (TEP) ili nemogućnosti prianjanja proteze, što je povezano s njenim kraćim trajanjem. Nastaje kada se kanal, u kojem se nalazi proteza, proširi. Tijekom postavljanja govorne proteze, kanal se u određenoj mjeri proširi, ali ukoliko je tkivo zdravo i elastično, trebalo bi se suziti i stisnuti oko proteze nakon kraćeg vremena. Nemogućnost kontrakcije mišićnih niti oko proteze može biti povezana s gastroezofagealnim refluksom, lošom prehranom, alkoholizmom, hipotireozom, neadekvatnom pozicijom TEP-a, granulacijskim tkivom, nepravilno postavljenom protezom, traumom TEP-a, recidivirajućim ili perzistentnim, lokalnim ili udaljenim tumorom i radijacijskom nekrozom.

Curenje **oko proteze** može nastati i ukoliko je proteza predugačka. Kad god se to dogodi, govorna proteza pomiče se u kanalu naprijed-nazad, šireći ga. Kanal tada treba izmjeriti, te postaviti protezu odgovarajuće dužine. U ovom slučaju, curenje bi trebalo prestati u roku od 48 sati. Ako curenje ne prestane u ovom vremenskom roku, potrebno je provesti sveobuhvatnu medicinsku obradu kako bi se utvrdio uzrok ovom problemu.

Drugi uzrok curenja oko proteze je prisutnost suženja (strikture) jednjaka. Sužen jednjak uzrokuje teže gutanje i prisiljava laringektomirane osobe na korištenje veće sile kako bi hrana/tekućina prošla kroz suženi dio jednjaka. Veći pritisak prilikom gutanja, gura hranu/tekućinu oko proteze.

Nekoliko je postupaka moguće koristi za liječenje upornog curenja oko proteze. Neki od tih postupaka uključuju privremeno uklanjanje proteze i njenu zamjenu kateterom manjeg promjera kako bi se potaknulo spontano skupljanje; stavljanjem šavova oko punkcijskog otvora; ubrizgavanje gela, kolagena ili mikroniziranog AlloDerm® (LifeCell, Branchburg, N. 08876); kauterizacija srebrnim nitratom ili elektrokauterom; autologna transplantacija masti; te umetanje veće proteze za zaustavljanje curenja. Liječenje refluksne bolesti (najčešći uzrok curenja) može omogućiti tkivu jednjaka oporavak.

Povećanje promjera proteze uglavnom nije preporučljivo.

Općenito, govorna proteza većeg promjera je teža, a oslabljeno tkivo često ne može podržati veću protezu, što pogoršava problem. Međutim, neki vjeruju da se upotrebom proteze većeg promjera smanjuje pritisak potreban za govor (veći promjer omogućava bolji protok zraka) što omogućava brži početak zarastanja tkiva dok se liječi osnovni uzrok (najčešće refluks).

Upotreba proteza s većom ezofagealnom i/ili trahealnom prirubnicom može biti od pomoći jer prirubnica djeluje kao podloška za zatvaranje proteze prema zidovima jednjaka i/ili traheje, čime se sprječava curenje.

Obje vrste curenja mogu uzrokovati pretjeran, uporan kašalj što može dovesti do razvoja trbušne i preponske kile. Tekućina koja curi kroz ili oko govorne proteze može ući u pluća i uzrokovati aspiracijsku upalu pluća. Svako curenje može se potvrditi direktnom vizualizacijom proteze tijekom uzimanja neke obojene tekućine. Ukoliko dođe do curenja koje se ne može zaustaviti nakon četkanja i ispiranja govorne proteze, protezu treba što prije promijeniti.

S vremenom govorne proteze uglavnom traju duže, najvjerojatnije zbog toga što se otok smanjuje, a proizvodnja sluzi normalizira kako se dišni put prilagođava na novo stanje. Poboljšanje je također posljedica sve boljeg održavanja proteze od strane laringektomirane osobe.

Pacijente s govornom protezom treba pratiti zbog uobičajenih promjena stanja traheoezofagealnog kanala. Moguća je potreba za ponovnim remodeliranjem kanala jer se s vremenom moguć promjena njegove dužine i promjera.

Dužina i promjer kanala za protezu se s vremenom uglavnom mijenjaju, kako otok nastao stvaranjem fistule, operacijom i zračenjem postepeno opada. Ovo zahtjeva ponovna mjerenja dužine i promjera kanala kako bi se mogla pravilno odabrati odgovarajuća veličina proteze.

Jedna od prednosti nošenja govorne proteze je ta što proteza može biti od pomoći pri oslobađanju zaglavljene hrane u grlu. Kad se hrana zaglavi iznad proteze, pokušaj govora ili puhanje zraka kroz govornu protezu ponekad može pokrenuti zaglavljenu hranu prema gore i tako riješiti opstrukciju. (Vidi poglavlje 11 **Kako ukloniti ili progutati hranu koja se zaglavila u grlu ili jednjaku**)

Proteza će se možda morati promijeniti i ukoliko dođe do promjene kvalitete glasa, pogotovo kada glas postane slabiji ili je za govor potrebno više respiratornog napora. To se može dogoditi zbog gljivica čiji rast u i oko proteze ometa otvaranje ventila.

Sprječavanje curenja govorne proteze

Preporučljivo je očistiti govornu protezu najmanje dva puta na dan i nakon svakog obroka.

Pravilno čišćenje može spriječiti i/ili zaustaviti curenje govorne proteze:
1. Prije upotrebe četkice koja dolazi u setu s protezom od proizvođača, potopite četkicu u šalicu vruće vode i ostavite ju tamo nekoliko sekundi.
2. Umetnite četkicu u protezu (ne previše duboko) i uvijte ju nekoliko puta kako biste očistili unutrašnjost proteze.
3. Izvadite četkicu i isperite ju vrućom vodom, te ponovite postupak 2 do 3 puta dok četkica ne bude čista. Budući da je četkica umočena u vruću vodu, treba biti oprezan da ju ne ugurate previše duboko kroz govornu protezu, kako bi ste izbjegli povredu jednjaka prekomjernom toplinom.
4. Govornu protezu isperite dvaput pomoću pumpice za ispiranje govorne proteze (npr. Provox® Flush) koristeći toplu (**ne vruću!**) pitku vodu. Da bi izbjegli oštećenje jednjaka prvo popite malo vode kako biste bili sigurni da temperatura nije previsoka.

Topla voda djeluje bolje od vode na sobnoj temperaturi pri čišćenju proteza, vjerojatno jer otapa suhi sekret i sluz, a najčešće i ispere (ili čak ubije) dio gljivičnih kolonija koje su se formirale na protezi.

Što učiniti ukoliko govorna proteza curi

Curenje se može dogoditi kada komad suhe sluzi, komadić hrane ili dlake (kod onih sa slobodnim režnjem-free flap) sprječava potpuno zatvaranje ventila na protezi. Čišćenje proteze četkanjem i ispiranje toplom vodom (vidi prethodni odjeljak) može ukloniti ove prepreke i zaustaviti curenje.

Ukoliko se curenje kroz glasovnu protezu dogodi unutar tri dana nakon njenog umetanja, to može biti posljedica neispravne proteze ili nepravilno postavljene proteze. Potrebno je neko vrijeme da gljivice narastu. Ukoliko proteza curi kad je nova, razlog tomu treba potražiti negdje drugdje. Pored četkanja i ispiranja toplom vodom, oprezno rotiranje proteze nekoliko puta može pomoći pri uklanjanju raznih ostataka. Ako proteza i dalje curi, potrebno ju je zamijeniti.

Najlakši način privremenog zaustavljanja curenja, dok se ne nabavi nova govorna proteza, je upotreba čepa. Čep je specifičan za vrstu i širinu svake govorne proteze. Dobro je imati pri ruci originalan čep proizvođača proteze.

Začepljenje proteze onemogućit će govor, no istovremeno omogućiti jedenje i pijenje bez curenja. Čep se može izvaditi nakon jela i pića i ponovo vratiti po potrebi. Ovo je privremeno rješenje dok se govorna proteza ne zamijeni novom.

Usprkos curenju proteze važno je održavati i dobru hidraciju. Korisno je izbjeći gubitak tekućine znojenjem za vrijeme velikih vrućina, boravkom u klimatiziranom okruženju i uzimanjem tekućine na način pri kojem je manja vjerojatnost curenja. Pića koja sadrže kofein povećavaju učestalost mokrenja i treba ih izbjegavati. Viskozne tekućine obično ne cure i njihovo konzumiranje može osigurati esencijalnu tekućinu i pored curenja. Mnogi prehrambeni proizvodi koji sadrže veliku količinu tekućine su viskozniji (npr. žele, juha, zobena kaša, tost umočen u mlijeko, jogurt) i zato je manje vjerojatno da će curiti kroz protezu. S druge strane kava i gazirana pića vjerojatno će procuriti. Voće i povrće sadrže velike količine vode (npr. lubenica, jabuke itd.). Način da otkrijete ono što je u vašem slučaju učinkovito je da oprezno isprobate jedno po jedno od svega što vam je ovdje preporučeno.

Druga metoda za smanjenje curenja dok još proteza ne može biti promijenjena, a koja može djelovati kod pojedinaca, je pokušaj gutanja tekućine kao da se radi o hrani. Takav manevar manje vjerojatno dovodi do curenja tekućine kroz govornu protezu.

Ove se mjere mogu koristiti za održavanje dobre hidracije i prehrane sve do zamjene govorne proteze.

Čišćenje govorne proteze

Preporučuje se da se govorna proteza očisti barem dva puta dnevno (ujutro i navečer), a po mogućnosti i nakon jela (vidi gornji odjeljak: **Sprječavanje curenja glasovnih proteza**), jer to je vrijeme kada se hrana i sluz mogu nakupiti. Čišćenje je posebno korisno nakon unosa ljepljive hrane ili kad god je glas slabiji.

U početku treba sluz oko proteze očistiti koristeći pincetu, po mogućnosti sa zaobljenim vrhovima. Nakon toga je potrebno originalnu četkicu umetnuti u protezu i pokretima naprijed-nazad ju očistiti. Četkicu treba temeljito oprati toplom vodom nakon svakog čišćenja. Proteza se zatim dvaput ispere toplom (ne vrelom) vodom, također pomoću originalne pumpice za ispiranje.

Pumpicu za ispiranje treba uvesti u otvor proteze i pritom napraviti lagani pritisak kako bi se njen otvor potpuno zatvorio. Kut pod kojim je potrebno postaviti pumpicu varira od osobe do osobe (logoped može dati upute kako odabrati najbolji kut). Ispiranje proteze treba obaviti lagano, jer upotreba prevelikog pritiska može dovesti do prskanja vode u dušnik. Ako je ispiranje vodom problematično, isto se može učiniti i sa zrakom.

Proizvođači četkica za govornu protezu i pumpicu za ispiranje proteza uvijek dostave upute kako ih treba očistiti i kada bi trebale biti bačene. Četkicu treba zamijeniti kada joj se niti saviju ili istroše.

Četkicu i pumpicu za ispiranje i čišćenje proteze treba očistiti vrućom vodom, kad je moguće i sapunom, te posušiti ručnikom nakon svake upotrebe. Jedan od načina održavanja je svakodnevno odlaganje na čisti ručnik i izlaganje sunčevoj svjetlosti nekoliko sati. Tako se koristi antibakterijska moć sunčeve ultraljubičaste svjetlosti za smanjenje broja bakterija i gljivica.

Stavljanje 2-3 ml sterilne fiziološke otopine u dušnik najmanje dva puta dnevno (i više ako je zrak suh), ili cjelodnevno korištenje izmjenjivača topline i vlage (HME), te uporaba ovlaživača zraka može smanjiti učestalost začepljenja glasovne proteze.

Sprječavanje rasta gljivica u govornoj protezi

Prekomjerni rast gljivica jedan je od razloga zbog kojeg govorna proteza procuri i na taj način izgubi funkciju. Ipak, za rast gljivica na novoinstaliranoj govornoj protezi i formiranje kolonija koje sprječavaju rad ventila, odnosno onemogućavaju njegovo potpuno zatvaranje, potrebno je vrijeme. Prema tome, ako proteza ne funkcionira odmah nakon njenog postavljanja, malo je vjerojatno da je to zbog rasta gljivica.

Prisutnost gljivica treba utvrditi osoba koja mijenja nefunkcionalnu govornu protezu. To se može postići promatranjem tipičnog rasta kolonije gljivica (Candida) koje sprečavaju zatvaranje ventila i, ukoliko je moguće, slanjem uzorka (brisa) iz govorne proteze na mikrobiološko ispitivanje.

Za sprječavanje i liječenje rasta kolonija gljivica na govornim protezama često se koristi nistatin (antifungalno sredstvo). Dostupan je na recept u obliku suspenzije ili tableta. Tablete se mogu zdrobiti i rastvoriti u vodi.

Automatsko propisivanje terapije protiv gljivica samo zbog pretpostavke da su one uzrok zatajenja govorne proteze je neprimjereno. Skupo je, može dovesti do razvoja otpornosti gljivica na lijek, i može izazvati nepotrebne nuspojave.

Postoje i iznimke ovog pravila. One uključuju i preventivnu primjenu antimikotika kod dijabetičara; kod osoba koje primaju antibiotike; kod pacijenata koji su na kemoterapiji ili terapiji steroidima; i u slučajevima vidljive kolonizacije gljivica (obloženi jezik itd.).

Postoji nekoliko metoda koje pomažu u sprečavanju rasta gljivica u govornim protezama:
·   Smanjite potrošnju šećera u hrani i pićima. Ako ih ipak konzumirate, dobro operite zube nakon konzumacije slatkih jela i/ili pića.

- Dobro operite zube nakon svakog obroka, a posebno prije odlaska na spavanje.
- Dijabetičari trebaju održavati odgovarajuću razinu šećera u krvi.
- Uzimajte antibiotike samo ukoliko su potrebni.
- Nakon upotrebe oralne suspenzije antifungalnog sredstva pričekajte 30 minuta da djeluje, a zatim četkajte zube, jer neke od tih suspenzija sadrže šećer.
- Umočite četkicu za čišćenje govorne proteze u malu količinu otopine nistatina i četkajte unutarnju stranu govorne proteze prije odlaska na spavanje (otopina se može napraviti u kući otapanjem četvrtine tablete nistatina u 3-5 ml vode). Nakon ovoga u protezi uvijek ostane manja količina otopine. Neiskorištenu otopinu treba baciti. Ne ostavljajte previše otopine nistatina u protezi kako bi spriječili kapanje otopine u dušnik. Izgovorite nekoliko riječi nakon postavljanja otopine i to će ugurati ostatak rastvora prema unutrašnjem dijelu proteze.
- Konzumirajte probiotike konzumacijom jogurta i/ili korištenjem pripravaka probiotika.
- Nježno četkajte jezik ukoliko je obložen gljivicama (bijeli plakovi).
- Zamijenite četkicu za zube nakon što problem s gljivičnom infekcijom bude prevladan zbog sprječavanja ponovne kolonizacije gljivica.
- Četkicu za čišćenje govorne proteze održavajte čistom.

Upotreba *Lactobacillus acidophilus* za sprječavanje rasta gljivičnih kolonija

Probiotik koji se često koristi za sprječavanje rasta kolonija gljivica je pripravak koji sadrži bakterije *Lactobacillus acidophilus*. Agencija za hranu i lijekove SAD (FDA) nije dala odobrenje da se L. acidophilus koristi za prevenciju rasta gljivica. To znači da do sada nije bilo kontroliranih studija koje sa sigurnošću dokazuju njegovu sigurnost i učinkovitost. Pripravci *L. acidophilus* prodaju se kao dodatak prehrani, a ne kao lijek. Preporučena doza *L. acidophilusa* je između 1 i 10 milijardi bakterija. Obično tablete *L. acidophilus* sadrže količinu bakterija koja je negdje unutar ove preporučene doze. Prijedlozi doziranja variraju, ali općenito se savjetuje uzimati jednu do tri tablete *L. acidophilus* dnevno.

Iako se općenito vjeruje da su sigurni i s malo nuspojava, oralne pripravke *L. acidophilus* trebaju izbjegavati osobe s oštećenjem crijeva, oslabljenog imunološkog sustava ili s prekomjernim rastom crijevne bakterijske flore. Kod ovih pojedinaca ova bakterija može uzrokovati ozbiljne, a ponekad i životno ugrožavajuće komplikacije. Zbog toga je potrebno konzultirati se sa svojim liječnikom kad god se preporučuje uzimanje pripravaka ovih živih bakterija. To je posebno važno kod osoba koje imaju gore navedene probleme.

POGLAVLJE 11.
UNOS HRANE, GUTANJE I OSJET MIRISA

Nakon laringektomije uzimanje hrane, gutanje i osjet mirisa nisu isti budući da zračenje i operacija stvaraju trajne, doživotne promjene. Radioterapija može uzrokovati fibrozužvačnih mišića, što može dovesti do otežanog otvaranja usta (trizmus), a to za posljedicu može imati otežano uzimanje hrane. Poteškoće s jedenjem i gutanjem također mogu nastati smanjenjem proizvodnje sline i sužavanjem jednjaka, kao i zbog nedostatka peristaltike kod osoba kod kojih je dio ždrijela ili jednjaka rekonstruiran pomoću nekog kožno-mišićnog režnja. Na miris utječe i što udahnuti zrak zaobilazi nos.

Ovo poglavlje opisuje manifestacije i savladavanje izazova s kojima se suočavaju laringektomirane osobe prilikom uzimanja hrane i mirisanja. Oni uključuju problem gutanja, refluks (vraćanje) hrane, suženje jednjaka i poteškoće s osjetom mirisa.

Održavanje odgovarajuće prehrane u laringektomiranih osoba

Prehrana može biti doživotni izazov za laringektomirane osobe. To je zato što postoje poteškoće pri gutanju, smanjene proizvodnje sline (koja podmazuje hranu i olakšava mastikaciju/žvakanje), te promjene u nečijim mogućnostima da miriše. Potreba za konzumiranjem velikih količina tekućine tijekom jela može otežati unos velikih obroka. Do toga dolazi jer unesena tekućina ispuni želudac, pa ostaje manje prostora za hranu. Kako se tekućina apsorbira u relativno kratkom roku, laringektomirane osobe na kraju uzimaju više malih obroka, a ne manji broj većih. Konzumiranje većih količina tekućine tjera ih da mokre vrlo često. To može ometati spavanje i uzrokovati umor i razdražljivost. Osobe koje imaju problema sa

srcem (npr. Kongestivno zatajenje srca) mogu imati problema zbog pre-
opterećenja tijela viškom tekućine. Konzumiranje hrane koja duže ostaje
u želucu (npr. hrana bogata bjelančevinama poput bijelog sira, mesa,
orašastih plodova) može smanjiti broj dnevnih obroka, te se na taj način
smanjuje potreba za unosom tekućine. Važno je naučiti kako jesti bez
pretjeranog unosa velikih količina tekućine, npr. olakšavanje poteškoća s
gutanjem može smanjiti potrebu za konzumacijom tekućine, a istovreme-
no konzumiranje manje količine tekućine prije spavanja može poboljšati
obrazac spavanja.

Prehrana se može poboljšati:
· Pravilnim gutanjem, ali bez previše tekućine;
· Uzimanjem manje količine tekućine navečer;
· Konzumacijom „zdrave" hrane;
· Prehranom s niskim udjelom ugljikohidrata i visokim udjelom proteina
  (velike količine šećera olakšavaju kolonizaciju gljivicama);
· Traženjem pomoći nutricionista.

Bitno je osigurati da laringektomirane osobe prate odgovarajući plan urav-
notežene prehrane koji sadrži adekvatne sastojke, usprkos poteškoćama
koje imaju s uzimanjem hrane. Prehrana s niskim udjelom ugljikohidrata
i visokim udjelom proteina, što uključuje dodatke vitamina i minerala, je
iznimno važna. Od izuzetne je koristi pomoć nutricionista, logopeda i li-
ječnika u cilju održavanja odgovarajuće tjelesne težine.

Kako ukloniti (ili progutati) hranu koja je zaglavila u grlu ili jednjaku

Neke laringektomirane osobe često imaju ponavljajuće epizode zaglavlji-
vanja hrane u stražnjem dijelu ždrijela ili u jednjaku što ih onemogućava
da ju progutaju. Uklanjanje zaglavljene hrane može se postići sljedećim
postupcima:
1. Za početak nemojte paničariti. Zapamtite da se ne možete ugušiti jer
   vam je, kao laringektomiranoj osobi, jednjak u potpunosti odvojen od
   dušnika.
2. Pokušajte popiti malo tekućine (po mogućnosti tople) i pokušajte poti-
   snuti hranu na niže povećanjem pritiska u ustima.

Ukoliko prije navedeno ne uspije -

3. Ukoliko govorite uz pomoć govorne proteze, pokušajte govoriti. Ovim putem zrak koji potiskujete kroz govornu protezu može gurnuti hranu iznad otvora u kojem se nalazi proteza (TEP-a) u zadnji dio grla, oslobađajući vas opstrukcije. Pokušajte ovo uraditi prvo u stojećem položaju, a ako ne uspije, nagnite se nad sudoper i pokušajte govoriti.

Ukoliko prije navedeno ne uspije -

4. Nagnite se prema naprijed (preko sudopera ili držite maramicu ili šalicu ispred usta), spuštajući usta ispod nivoa grudi i pritišćite na trbuh rukom. To tjera sadržaj želuca prema gore i može ukloniti začepljenje.

Ove metode djeluju kod većine ljudi. Međutim, ljudi su različiti i treba eksperimentirati i pronaći metode koje najbolje djeluju kod svakog ponaosob. Gutanje, međutim, postaje bolje kod mnogih laringektomiranih osoba tijekom vremena.

Neke laringektomirane osobe su prijavile da su uspješno uklonile opstrukciju lagano masirajući grlo, hodajući nekoliko minuta, skačući s noge na nogu, sjedajući i ustajući se nekoliko puta, udarajući se u prsa ili po leđima, pomoću aspiratora s kateterom postavljenim natrag u grlo ili samo čekajući neko vrijeme dok se hrana ne uspije spustiti u želudac sama od sebe.

Ako ništa ne uspije i hrana i dalje ostane zaglavljena u stražnjem dijelu ždrijela ili jednjaku možda će biti potrebno otići liječniku u hitnu pomoć ili otorinolaringologu kako bi se prepreka uklonila i problem riješio.

Refluks hrane

Većina laringektomiranih osoba ima sklonost ili razvije gastroezofagealnu refluksnu bolest, zvanu i GERB.

U jednjaku postoje dva mišićna pojasa ili sfinktera koji sprječavaju refluks. Jedan pojas nalazi se iza grkljana, na početku jednjaka, gdje ždrijelo prelazi u jednjak u vratu (tzv. prvi sfinkter), a drugi na mjestu gdje jednjak ulazi u želudac (tzv. drugi sfinkter). Donji ezofagealni sfinkter često postaje kompromitiran kad postoji hijatusna kila, što je zabilježeno u više od tri četvrtine ljudi starijih od 70 godina. Tijekom laringektomije se gornji ezofagealni sfinkter (m. cricopharyngeus), koji sprječava vraćanje hrane u usta, presječe. To uzrokuje opuštenost i otvorenost gornjeg dijela jednjaka, što može rezultirati refluksom želučanog sadržaja u ždrijelo i usta. Stoga je regurgitacija želučane kiseline i hrane vrlo česta, posebno u prvih sat vremena nakon jela, ili prilikom nagnutosti naprijed, odnosno ležanja. Ovo se može dogoditi i nakon snažnog izdisaja zraka kod osoba koje koriste govorne proteze u trenutku kad pokušavaju govoriti. Uzimanje lijekova koji smanjuju kiselost želuca, poput antacida i inhibitora protonske pumpe (PPI), može ublažiti pojedine nuspojave refluksa, poput iritacije grla, oštećenja desni i gorkog ili kiselog okusa u ustima.

Odgađanje ležanja nakon jela ili uzimanja tekućine također pomaže u sprječavanju refluksa. Unos male količine hrane više puta na dan uzrokuje manje problema s refluksom hrane i želučane kiseline, nego unos manjeg broja većih obroka.

Simptomi i liječenje refluksa želučane kiseline. Refluks želučane kiseline nastaje kada se kiselina, koja je inače u želucu, vraća u jednjak. Ovo se stanje naziva i „gastroezofagealna refluksna bolest" ili GERB.

Simptomi gastroezofagealne refluksne bolesti uključuju:
· Žgaravicu,
· Žarenje ili osjećaj kiseline u grlu,
· Bol u želucu ili grudima,
· Poteškoće pri gutanju,
· Grlobolju,
· Neobjašnjivi kašalj (ne kod laringektomiranih osoba, osim ukoliko im govorna proteza curi),
· Kod laringektomiranih osoba: formiranje granulacijskog tkiva oko govorne proteze, skraćuje se vijek trajanja govorne proteze i pojave problema s glasom.

Mjere za smanjenje i sprječavanje refluksa želučane kiseline uključuju:
· Gubitak kilograma (kod osoba s viškom kilograma),
· Smanjenje stresa i vježbanje tehnika opuštanja,
· Izbjegavanje hrane koja pogoršava simptome (npr. kava, čokolada, alkohol, paprika i masna hrana),
· Prestanak pušenja i pasivnog izlaganja duhanskom dimu,
· Unos male količine hrane nekoliko puta na dan
· Sjedenje uspravno tijekom jela i stajanje uspravno 30 do 60 minuta nakon obroka,

- Izbjegavanje ležanja 3 sata nakon obroka,
- Podizanje glave kreveta za 15-20cm (postavljanjem blokova od drveta ispod dvije noge kreveta ili klina ispod madraca) ili pomoću jastuka za podizanje gornjeg dijela tijelom za oko 45 stupnjeva,
- Uzimanje lijekova koji smanjuju stvaranje želučane kiseline prepisanih od liječnika,
- Pri savijanju prema dolje, savijte koljena, a ne gornji dio tijela.

Lijekovi za liječenje refluksa želučane kiseline. Postoje tri glavne vrste lijekova koji mogu pomoći u smanjenju simptoma GERB-a: antacidi, antagonisti histaminskih H2-receptora (također poznati kao H2 blokatori) i inhibitori protonske pumpe. Ove klase lijekova na različite načine smanjuju ili blokiraju proizvodnju želučane kiseline.

Tekući antacidi uglavnom su aktivniji od tableta i ukoliko se uzimaju nakon obroka ili prije odlaska u krevet, no djeluju samo kratko vrijeme. H2 blokatori djeluju tako što smanjuju količinu kiseline koju stvara želudac. Njihovo djelovanje je duže no djelovanje antacida i može ublažiti blage simptome. Većina blokatora H2 receptora može biti kupljena bez recepta. Inhibitori protonske pumpe su najefikasniji lijekovi za liječenje GERB-a i zaustavljanje proizvodnje želučane kiseline. Neki od ovih lijekova prodaju se bez recepta. Oni mogu smanjiti apsorpciju kalcija. Nadzor nivoa kalcija u serumu je važan. Moguće je da osobe s niskim nivoom kalcija u serumu moraju početi uzimati suplemente kalcija. Preporučljivo je vidjeti liječnika ukoliko su simptomi GERB-a ozbiljni ili traju dugo i ukoliko ih je teško kontrolirati.

Govor tijekom jela nakon laringektomije

Laringektomirane osobe koje govore uz pomoć traheoezofagealne govorne proteze imaju poteškoće govoriti pri gutanju. Ovo je posebno izraženo tijekom vremena koje je potrebno hrani ili tekućini da prođe pokraj TEP-a kroz jednjak. Govoriti u tim trenutcima je ili nemoguće ili zvuči loše. To je zato što zrak koji ulazi u jednjak kroz govornu protezu mora prolaziti kroz hranu ili tekućinu. Nažalost, kod bolesnika kod kojih je rađena rekonstrukcija dijela jednjaka, uz pomoć nekog od mišićno-kožnih režnjeva, hrani treba duže da prođe kroz jednjak. Razlog tomu je što rekonstruirani dio nema peristaltiku (kontrakcije i relaksacije) i hrana se spušta prema želucu uglavnom zbog gravitacije. Zato je važno jesti polako, hranu prilikom žvakanja miješati s tekućinom i dozvoliti joj da prođe kroz područje TEP-a prije nego se pokuša govoriti. Vremenom laringektomirane osobe mogu naučiti koliko vremena je hrani potrebno da prođe kroz jednjak. Korisno je nakon jela popiti tekućinu prije pokušaja govora. Postoje vježbe uzimanja hrane i gutanja kojima logoped može podučiti laringektomirane osobe, a koje im mogu biti korisne u ponovnom učenju gutanja bez poteškoća.

Poteškoće pri gutanju

Većina laringektomiranih osoba ima problema s gutanjem (disfagija) odmah nakon operacije. Za akt gutanja je potrebna koordinacija između više od dvadeset mišića i nekoliko živaca. Oštećenja bilo kojeg dijela ovog sustava operacijom ili zračenjem može uzrokovati poteškoće s gutanjem. Većina laringektomiranih osoba nauči kako gutati s minimalnim problemima. Neki će možda trebati samo manje prilagođavanje u prehrani poput uzimanja manjih zalogaja, pažljivijeg žvakanja, i unosa više tekućine tijekom jela. Neki pak imaju značajne poteškoće pri gutanju i zahtijevaju pomoć u učenju kako poboljšati sposobnost gutanja radeći s logopedom specijaliziranim za poremećaje gutanja.

Funkcija gutanja mijenja se nakon laringektomije i može biti pogoršana zračenjem i kemoterapijom. Učestalost poteškoća s gutanjem i zaostajanja hrane može biti i do 50% laringektomiranih osoba, i ukoliko se ne posveti pažnja rješavanju ovog problema, može doći do pothranjenosti.

Većina poteškoća s gutanjem uočava se nakon otpuštanja iz bolnica. Poteškoće s gutanjem mogu se pojaviti kada osobe jedu prebrzo ili hranu nedovoljno sažvaču. Mogu se dogoditi i nakon traume gornjeg dijela jednjaka, uzrokovane gutanjem oštrog komada hrane ili ispijanjem vrlo vruće tekućine. Ovo može izazvati otok koji traje dan ili dva (opisano osobno iskustvo s prehranom može se vidjeti u mojoj knjizi „Moj glas" u 20. poglavlju pod naslovom Unos hrane).

Problemi s gutanjem (disfagija) uobičajeni su nakon totalne laringektomije. Problemi mogu biti privremeni ili dugotrajni. Kod pacijenata koji imaju problema s gutanjem, javljaju se rizici od nastanka pothranjenosti, pogoršanja socijalne situacije i smanjenja kvalitete života.

Pacijenti imaju poteškoće u gutanju kao rezultat:

- Nenormalne funkcije faringealnih mišića (dismotilitet),
- Krikofaringealne disfunkcije krikoidne hrskavice i ždrijela,
- Smanjene snage pokreta mišića dna jezika,
- Razvoja nabora sluzokože ili ožiljaka u bazi jezika pod nazivom „pseudoepiglotis". Hrana se može skupljati između pseudoepiglotisa i baze jezika,
- Poteškoća s pokretima jezika, žvakanja i propulzije hrane u ždrijelu zbog uklanjanja hyoidne kosti i drugih strukturnih promjena,
- Suženja unutar ždrijela ili jednjaka koje može otežavati prolaz hrani dovodeći do njenog nakupljanja,
- Razvoja džepa (diverticulum) u faringezofagealnom zidu u koji se može skupljati tekućina i hrana zbog čega se pacijent žali na „lijepljenje" hrane u gornjem dijelu jednjaka.

Laringektomiranim osobama obično nije dozvoljeno gutanje hrane odmah nakon operacije i moraju se hraniti kroz cijev za hranjenje (nazogastrična sonda) dva do tri tjedna. Sonda se postavlja u želudac kroz nos, usta ili traheoezofagealni kanal i preko nje je moguća prehrana samo tekućom hranom. Međutim, ova se praksa polako mijenja; sve je više dokaza da pri standardnim operacijama unos hrane na usta može početi s bistrim tekućinama već 24 sata nakon operacije. Ovo može pomoći pri očuvanju akta gutanja jer će i dalje mišići potrebni za gutanje biti uključeni u izvođenje pokreta gutanja. Nakon epizode zaglavljivanja hrane u gornjem dijelu jednjaka, gutanje može biti otežano dan ili dva, najvjerojatnije zbog pojave lokalnog otoka sluznice u stražnjem dijelu ždrijela, no on će nestati s vremenom.

Savjeti za izbjegavanje neželjenih epizoda:

- Jedite polako i strpljivo;
- Uzimajte male zalogaje hrane i dovoljno ih dugo žvačite;
- Gutajte male količine hrane odjednom i uvijek ju pomiješate s tekućinom u ustima prije gutanja. Topla tekućina olakšava gutanje;
- Prema potrebi ispirite hranu s više tekućine (topla tekućina kod pojedinaca može biti učinkovitija za ispiranje hrane prema želudcu);
- Izbjegavajte ljepljivu hranu ili onu koju je teško žvakati. Treba pronaći lako probavljivu hranu. Neke je namirnice lakše gutati (npr. tostirani ili suhi kruh, jogurt i banane), a neke su obično ljepljive (npr. neoguljene jabuke, zelena salata i ostalo lisnato povrće, odrezak...).

Problemi s gutanjem mogu se s vremenom smanjiti. Međutim, ukoliko je suženje trajno moguća je i potreba za dilatacijom jednjaka. Opseg suženja može se procijeniti testom gutanja.

Dilataciju obično radi otorinolaringolog ili gastroenterolog (vidi u nastavku **Širenje jednjaka**).

Testovi koji se koriste za procjenu poteškoća u gutanju

Postoji pet glavnih testova koji se mogu koristiti za evaluaciju poteškoća s gutanjem:

· Radiografsko praćenje gutanja barijeve kaše (pasaža jednjaka)
· Videofluoroskopija;
· Endoskopska procjena gutanja;
· Fiberoptička nazofaringealna laringoskopija;
· Manometrija jednjaka (mjerenje kontrakcije mišića jednjaka).

Izbor testa ovisi o kliničkom stanju pacijenta.

Videofluoroskopija je obično prvi test koji se radi većini pacijenata, a bilježi gutanje tijekom fluoroskopije. Videofluoroskopija omogućuje preciznu vizualizaciju i proučavanje slijeda događaja koji čine gutanje; ona je ograničena na vratni dio jednjaka. Videozapis se može pregledati na usporenoj snimci što omogućava precizno proučavanje čina gutanja. Ovom metodom mogu se testirati učinci različite gustoće barijeve kaše i položaja tijela. Također se mogu koristiti gusti ili čvrsti zalogaji hrane kod pacijenata koji se žale na otežano gutanje čvrste hrane.

Suženje jednjaka i problemi s gutanjem

Striktura jednjaka je suženje duž ždrijela ili jednjaka koje blokira ili otežava prolazak hrane, zbog čega jednjak dobiva oblik pješčanog sata. Suženje jednjaka nakon laringektomije može biti posljedica zračenja i/ili nastati zbog zategnutosti novoformiranog donjeg dijela ždrijela tijekom njegovog kirurškog zatvaranja, a može se razvijati i postupno kao posljedica nastajanja ožiljaka.

Intervencije koje mogu pomoći pacijentu uključuju:
·   prehrambene i posturalne promjene,
·   miotomija (rezanje mišića),
·   dilatacija (vidi dolje).

Slobodni kožno-mišićni režanj koji se ponekad koristi za rekonstrukciju ždrijela nema peristaltiku, što čini gutanje težim. Nakon operacije, u takvim se slučajevima hrana spušta do želuca uglavnom gravitacijom. Vrijeme potrebno da hrana stigne do želuca varira od osobe do osobe i kreće se od 5 do 10 sekundi.

Dobro žvakanje hrane i miješanje s tekućinom u ustima prije gutanja je korisno, kao i gutanje samo male količine hrane i čekanje da hrana prođe do želuca. Uzimanje tekućine između zalogaja čvrste hrane je korisno u svrhu ispiranja hrane u niže dijelove probavnog sustava. Unos hrane traje duže; no treba naučiti biti strpljiv i odvojiti potrebno vrijeme da bi se obrok završio.

Otok nastao odmah nakon operacije ima tendenciju smanjivanja, što smanjuje suženje jednjaka i u konačnici čini gutanje lakšim. To je dobro zapamtiti jer se uvijek treba nadati da će se gutanje poboljšati u prvih nekoliko mjeseci nakon operacije. Međutim, ukoliko se to ne dogodi, dilatacija jednjaka predstavlja jednu od terapijskih opcija.

Dilatacija jednjaka

Suženje jednjaka je česta posljedica laringektomije; dilataciju suženog dijela jednjaka često je potrebno izvesti kako bi jednjak postao prohodan. Postupak se obično ponavlja, a broj ponavljanja je različit i varira od osobe do osobe. Pojedinci proceduru dilatacije jednjaka ponavljaju do kraja života, dok kod drugih jednjak može ostati otvoren nakon nekoliko dilatacija. Postupak zahtijeva sedaciju ili anesteziju, jer je bolan. Kroz suženo mjesto jednjaka uvodi se niz dilatatora, jedan za drugim, pri čemu je svaki sljedeći većeg presjeka, kako bi polako širio jednjak. Ovim postupkom prekidaju se fibrozne niti (ožiljak) koje su razlog suženja jednjaka. Stanje se nakon nekog vremena može vratiti.

Ponekad se za širenje suženog dijela jednjaka koristi balon, a ne dugački dilatator. Druga metoda je upotreba lokalnih steroidnih lijekova i/ili steroida koji se ubrizgavaju u jednjak. Iako se dilatacija vrši od strane otorinolaringologa ili gastroenterologa, u nekim je slučajevima može provesti i sam pacijent kod kuće. U teškim slučajevima je potreban i kirurški tretman za uklanjanje strikture (suženog mjesta) jednjaka ili zamjenu suženog dijela nekim graftom.

Bol nastala uslijed postupka dilatacije može trajati neko vrijeme jer se dilatacijom prekidaju fibrozne niti ožiljnog tkiva koje je stvorilo suženje. Uzimanje lijekova protiv bolova može olakšati tu nelagodu. (Vidi **Terapija bola**, poglavlje 12)

Upotreba Botoxa®

Botox® je farmaceutski preparat toksina A koji se proizvodi od Clostridium botulinum, anaerobne bakterije koja uzrokuje botulizam, bolest paralize mišića. Botulinum toksin uzrokuje djelomičnu paralizu mišića djelujući na njihova presinaptička kolinergička živčana vlakna prevenirajući oslobađanje acetilkolina na mjestu živčano-mišićnog spoja. U malim količinama može se koristiti za privremeno paraliziranje mišića koje traje tri do četiri mjeseca. Koristi se za kontrolu grčeva u mišićima, pretjerano treptanje i za kozmetički tretman bora. Rijetke nuspojave su generalizirana slabost mišića, a iznimno rijetko čak i smrt. Za pojedine pacijente injekcija Botoxa® može biti tretman izbora za poboljšanje gutanja i traheoezofagealnog govora nakon laringektomije.

Za laringektomirane osobe se injekcije Botoxa® koriste za smanjenje hipertonije i grčeva vibracijskog segmenta, što rezultira da je za stvaranje ezofagealnog ili traheoezofagealnog glasa potrebno uložiti manje napora. Međutim, djelotvoran je samo za aktivnije mišiće i može zahtijevati ubrizgavanje relativno velikih doza u spastične mišiće. Također se može koristiti za opuštanje napetosti mišića u donjoj čeljusti ukoliko pacijent ima problema s gutanjem. Botox ne može pomoći u stanjima koja nisu izazvana mišićnim spazmima, poput divertikula jednjaka, strikture nastale zbog fibroze nakon zračenja, kao ni kod ožiljaka i suženja uzrokovanih samom operacijom.

Hipertoničnost ždrijelnih mišića ili faringezofagealni spazam (PES) čest je uzrok neuspjeha uspostave traheoezofagealnog govora nakon laringektomije. Hipertoničnost ždrijelnih mišića (konstriktora) može povećati intraezofagealni pritisak tijekom govora, ometajući tako govor. Također može poremetiti gutanje ometajući prolazak hrane i tekućine kroz ždrijelo.

Injiciranje Botoxa® mogu izvesti otolaringolozi u bolnici. Injekcija se može dati perkutano ili kroz ezofagogastroduodenoskop. Perkutana injekcija u ždrijelne mišiće duž jedne strane novoformiranog ždrijela (neofarings) vrši se tik iznad ili pored stome.

Endoskopsko injiciranje Botoxa® može se izvesti u slučajevima kad perkutana injekcija nije izvediva. Ova metoda se koristi kod pacijenata s teškom postradijacijskom fibrozom, poremećajem anatomije vrata, kod anksioznosti ili kod pacijenata koji ne mogu izdržati proceduru perkutanog injiciranja. Ova metoda omogućava izravnu vizualizaciju i veću preciznost. Injekcije u PES segment često daju gastroenterolozi nakon čega slijedi nježno širenje balonom i masaža za ravnomjernu raspodjelu Botoxa®.

Faringokutana (ždrijelno-kožna) fistula

Faringokutana fistula je nenormalna veza između sluznice ždrijela i kože. Tipično se javlja curenje sline ždrijela do kože, što ukazuje na popuštanje kirurških šavova unutar ždrijela. To je najčešća komplikacija nakon laringektomije i obično se javlja 7 do 10 dana nakon operacije. Prethodno zračenje je faktor rizika. Potrebno je izbjegavati hranjenje na usta sve dok fistula ne zacijeli sama od sebe ili se operativno ne riješi. Uspješno zatvaranje fistule može se procijeniti pomoću „testa bojenja" (kao što je gutanje metilen plave boje koja se pojavljuje na koži ako fistula nije uspješno zatvorena) i/ili radiografskim kontrastnim ispitivanjima.

Osjet mirisa nakon laringektomije

Laringektomirane osobe mogu imati poteškoća s osjetilom mirisa. To se događa usprkos činjenici što se tijekom operacije ne diraju živci vezani za čulo mirisa. Ono što se, međutim, promijenilo, jeste put protoka zraka tijekom disanja. Prije laringektomije zrak je do pluća išao kroz nos i usta.

Ovo kretanje zraka kroz nos omogućava prepoznavanje mirisa i aroma kad dođu u kontakt s živčanim završetcima u nosu odgovornim za čulo mirisa.

Nakon laringektomije, međutim, više nema aktivnog strujanja zraka kroz nos. To se može shvatiti kao gubitak mirisa. „ Tehnika pristojnog zijevanja" može pomoći laringektomiranim osobama da povrate svoj kapacitet osjeta mirisa. Metoda je poznata kao „tehnika pristojnog zijevanja" jer su pokreti slični onima koji se koriste kad neko pokuša zijevati sa zatvorenim ustima. Brza kretnja donje vilice i jezika na dole, zadržavajući usne zatvorenima, stvorit će blagi vakuum, koji će omogućiti uvlačenje zraka u nosne prolaze i omogućava otkrivanje bilo kojeg mirisa. Vježbanjem je moguće postići isti vakuum koristeći suptilnije (ali učinkovite) pokrete jezika.

POGLAVLJE 12

MEDICINSKA PITANJA NAKON ZRAČENJA I OPERACIJE: TRETMAN BOLA, ŠIRENJE KARCINOMA, HIPOTIREOZA I PREVENCIJA MEDICINSKIH GREŠAKA

Ovo poglavlje opisuje razne medicinske probleme s kojima se susreću laringektomirane osobe. O **hipertenziji** se govori u poglavlju 3, a **limfedemu** u poglavlju 5.

Tretman bola

Mnogi pacijenti oboljeli od raka i oni koji su izliječeni od ove teške bolesti žale se na bol. Bol može biti jedan od važnih simptoma karcinoma i čak može dovesti do njegove dijagnoze. Stoga bol ne treba zanemariti i trebao bi biti razlog da se traži stručna medicinska pomoć. Bol povezana s karcinomom može varirati u intenzitetu i kvaliteti. Bol može biti konstantna, isprekidana, blaga, umjerena ili jaka, tupa ili oštra.

Bol može biti uzrokovana pritiskom na ili urastanjem tumora u obližnja tkiva. Tumor s povećanjem može prouzročiti bol pritiskom na živce, kosti ili druge strukture. Rak u području glave i vrata također može erodirati sluznicu i izložiti ju bakterijama iz sline i usta. Rak koji se proširio ili ponovo pojavio, najvjerojatnije će uzrokovati bol.

Bol može nastati i kao posljedica liječenja karcinoma. Kemoterapija, zračenje i operacija su potencijalni uzroci boli. Kemoterapija može prouzrokovati proljev, rane u ustima i oštećenje živaca. Zračenje glave i vrata može prouzrokovati senzacije boli i peckanje kože i usta, ukočenost mišića i oštećenje živaca. Operacija također može biti bolna, a može ostaviti i deformitete i/ili ožiljke kojima je potrebno vrijeme za oporavak.

Bol uzrokovana karcinomom može se liječiti različitim metodama. Eliminacija izvora boli nakon zračenja, kemoterapije ili operacije je najbolje rješenje, ukoliko je moguća. Međutim, ako to nije moguće, postoje drugi tretmani koji uključuju oralne lijekove, blokade živaca, akupunkturu, akupresuru, masažu, fizikalnu terapiju, meditaciju, opuštanje, pa čak i humor. Specijalisti za tretman kronične boli (kod nas su to najčešće anesteziolozi) mogu predložiti neki od ovih oblika liječenja boli.

Lijekovi protiv bolova mogu se primijeniti u obliku tableta, tableta topivih u vodi, intravenski, intramuskularno, rektalno ili u obliku flastera. Lijekovi uključuju: analgetike (npr. acetilsalicilna kiselina, acetaminofen), nesteroidne protuupalne lijekove (npr. ibuprofen), slabe (npr. kodein) i jake (npr. morfij, oksikodon, hidromorfon, fentanil, metadon) opioide. Ponekad pacijenti ne primaju adekvatan tretman za bol uzrokovan karcinomom. Razlozi za to uključuju nevoljnost liječnika da se raspita o pacijentovoj boli ili da ponudi tretman, nevoljnost pacijenata da govore o svojoj boli, strah od ovisnosti o lijekovima i strah od nuspojava.

Liječenje boli može olakšati stanje pacijenata, a također i olakšati brigu njihovim starateljima i članovima obitelji koji se o njima brinu. Pacijenta treba ohrabriti na razgovor o svojoj boli te traženje pomoći. Procjena stručnjaka za tretiranje boli može biti od velike pomoći; svi veći centri za liječenje karcinoma imaju programe za tretiranje boli.

Simptomi i znakovi recidiva ili novog karcinoma glave i vrata

Većina osoba s karcinomom glave i vrata je podvrgnuta medikamentoznom i kirurškom liječenju koje uklanja i eliminira karcinom. Kako god, uvijek postoji mogućnost njegova povratka; stoga je vrlo važno biti svjestan znakova i simptoma tumora grkljana i ostalih vrsta tumora glave i vrata kako bi ih se moglo otkriti u što ranijem stadiju.

Znakovi i simptomi raka glave i vrata uključuju:

· Krvavi ispljuvak,
· Krvarenje iz nosa, grla i usta,
· Čvorove na vratu ili drugim dijelovima tijela,
· Čvorove ili bijele, crvene ili tamne mrlje u ustima,
· Nenormalan zvuk prilikom disanja ili otežano disanje,
· Kronični kašalj,
· Promjene u glasu (uključujući i promuklost),
· Bol ili otekline na vratu,
· Poteškoće u žvakanju, gutanju ili pomicanju jezika,
· Zadebljanje obraza,
· Bol oko zuba ili labavljenje/klimanje zuba,
· Rane u ustima koje ne zacjeljuju ili se povećavaju,
· Slabost jezika ili drugdje u ustima,
· Trajne bolove u ustima, grlu ili ušima,
· Zadah,
· Gubitak težine.

Osobe s ovim simptomima trebaju biti pregledane od strane otorinolaringologa što je prije moguće.

Širenje karcinoma glave i vrata

Karcinom larinksa kao i drugi karcinomi glave i vrata, može se proširiti na pluća i jetru. Rizik od širenja je veći kod većih tumora i tumora koji se kasno otkriju. Veći rizik od širenja karcinoma je u prvih pet godina, a posebno u prve dvije godine od njegovog pojavljivanja. Ako se u lokalnim limfnim čvorovima ne otkrije rak, rizik od njegovog širenja je manji.

Osobe koje su jednom imale rak, imaju veću vjerojatnost obolijevanja od drugog zloćudnog tumora koji ne mora biti povezan s glavom i vratom. Kako ljudi stare, često imaju i druge medicinske probleme koji zahtijevaju njegu, poput hipertenzije i dijabetesa. Stoga je od velike važnosti adekvatno se hraniti i voditi računa o higijeni i zdravlju zuba (vidjeti **Stomatološka pitanja**, poglavlje 14), brinuti se o fizičkom i psihičkom zdravlju, imati dobru medicinska njegu, te ići na redovite liječničke preglede (vidjeti **Praćenje obiteljskog liječnika, interniste i medicinskih specijalista**, poglavlje 13).

Naravno, preživjeli od raka glave i vrata, kao i svi drugi, trebaju paziti na sve vrste karcinoma. Oni se relativno lako otkrivaju redovnim pregledima koji uključuju pregled dojke, grlića maternice, prostate, debelog crijeva i kože.

Nizak nivo hormona štitne žlijezde (hipotireoza) i njegov tretman

Većina laringektomiranih osoba razvije hipotireozu (nisku razinu hormona štitne žlijezde) koja se pojavljuje nakon zračenja i uklanjanja dijela ili cijele štitne žlijezde tijekom operacije.

Simptomi hipotireoze variraju; neki nemaju nikakve, dok drugi imaju dramatične simptome ili, rijetko, tegobe opasne po život. Simptomi hipotireoze nisu specifični i oponašaju mnoge promjene koje su normalne u procesu starenja.

Opći simptomi - Hormoni štitne žlijezde stimuliraju metabolizam tijela. Većina simptoma hipotireoze nastaje zbog usporavanja metaboličkih procesa. Sustavni simptomi uključuju umor, tromost, debljanje i netoleranciju na niske temperature.

Koža - smanjeno znojenje, suha i zadebljana koža, oštećene ili tanke dlake, gubitak obrva i lomljivi nokti.

Oči - blago oticanje oko očiju.

Kardiovaskularni sustav - usporavanje rada srca i slabljenje kontrakcije, smanjenje njegove ukupne funkcije. Može uzrokovati umor i kratkoću daha tijekom vježbanja. Hipotireoza može uzrokovati i blagu hipertenziju (povišen krvni tlak) i porast nivoa kolesterola.

Respiratorni sustav - Respiratorni mišići mogu oslabiti, a samim tim i funkcija pluća. Simptomi uključuju umor, kratkoću daha tijekom vježbanja i smanjenu sposobnost vježbanja. Hipotireoza može dovesti do oticanja jezika, promuklosti, prekida disanja za vrijeme spavanja (ne u laringektomiranih osoba).

Gastrointestinalni sustav - usporava se aktivnost probavnog trakta (peristaltika), izazivajući zatvor.

Reproduktivni sustav - Nepravilnosti menstrualnog ciklusa, u rasponu od odsutnih ili rijetkih menstrualnih ciklusa do vrlo čestih i teških.

Niske vrijednosti hormona štitne žlijezde mogu se korigirati uzimanjem sintetičkih pripravaka hormona štitne žlijezde (tiroksin). Ovaj lijek treba uzimati na prazan želudac s punom čašom vode 30 minuta prije jela, po mogućnosti prije doručka budući da hrana koja sadrži mnogo masti (npr. jaja, slanina, tost, prženi krumpir i mlijeko) može smanjiti apsorpciju tiroksina i do 40%.

Na raspolaganju je nekoliko vrsta sintetskog tiroksina, no bilo je značajnih kontroverzi po pitanju njihove učinkovitosti. Godine 2004. Agencija za hranu i lijekove u SAD (FDA) je odobrila generičke zamjene za levotiroksin. Američko udruženje za štitnu žlijezdu, društvo endokrinologa i Američko udruženje kliničkih endokrinologa podnjeli su prigovor takvoj odluci, preporučujući pacijentima zadržavanje na starom lijeku. Ukoliko pacijenti moraju promijeniti vrstu lijeka ili koristiti generički nadomjestak, nivo tireostimulirajućeg hormona (TSH) u serumu treba kontrolirati šest tjedana kasnije.

Zbog postojanja suptilnih razlika između sintetičkih formulacija tiroksina, bolje je, kad god je to moguće, ostati pri jednoj formulaciji. Ako se lijek mora promijeniti, potrebno je pratiti nivo TSH, te ponekad i slobodnog tiroksina (T4) u serumu kako bi se utvrdilo je li dozu potrebno prilagoditi.

Tri do šest tjedana nakon početka terapije, pacijentu treba kontrolirati i serumski TSH, a po potrebi i prilagoditi dozu lijeka. Simptomi hipotireoze uglavnom počinju nestajati nakon dva do tri tjedna zamjenske terapije, a za potpuni nestanak potrebno je najmanje šest tjedana.

Doza tiroksina može se povećati za tri tjedna pacijentima koji i dalje očituju simptome hipotireoze i koji imaju visoku koncentraciju TSH u serumu. Nakon što se započne terapija ili promijeni doza, potrebno je oko šest tjedana da koncentracija hormona u serumu postane stabilna.

Ovaj postupak povećanja doze hormona svakih tri do šest tjedana treba nastaviti na bazi periodičkih mjerenja TSH-a u serumu dok se ne postignu normalne vrijednosti (od približno 0,5 do 5,0 mU/L). Jednom kad je ovo postignuto, potrebno je periodičko praćenje koncentracija TSH u serumu.

Nakon utvrđivanja odgovarajuće doze održavanja, pacijent treba kontrolirati koncentraciju TSH u serumu jednom godišnje (ili češće, ako dođe do nenormalnog rezultata ili promjene pacijentovog stanja). Moguće je i prilagođavanje doze zbog starenja pacijenta ili prilikom promjena tjelesne težine pacijenta.

Sprječavanje medicinskih i kirurških pogrešaka

Medicinske i kirurške pogreške su vrlo česte. One povećavaju učestalost tužbi za nesavjestan rad, troškove medicinske njege, boravak u bolnicama, morbiditet i smrtnost pacijenata.

Članak koji opisuje moja vlastita iskustva s medicinskim i kirurškim greškama tijekom liječenja objavljen je na stranici Disabled World.com i dostupan na URL https://www.disabled-world.com/disability/publications/neck-cancer-patient.php

Najbolji način sprječavanja medicinskih grešaka je da pacijent bude sam svoj odvjetnik, odnosno da neki član obitelji ili prijatelj preuzme ulogu odvjetnika.

Medicinske greške mogu se smanjiti na sljedeće načine:
- Pacijenti trebaju biti informirani i ne oklijevati zatražiti objašnjenja;
- Treba postati „stručnjak" za svoje medicinsko stanje (svoju bolest);
- Ostanak nekog od članova obitelji ili prijatelja u bolnici;
- Traženje drugog mišljenja;
- Edukacija pružatelja medicinskih usluga o pacijentovom stanju i potrebama (prije i nakon operacije).

Pojava grešaka umanjuje pacijentovo povjerenje u pružatelje medicinske njege. Prihvaćanje odgovornosti od strane liječnika i ostalih davatelja medicinske njege može premostiti jaz između njih i pacijenta koji potom mogu ponovno uspostaviti izgubljeno povjerenje. Kad se povjerenje uspostavi, može se naučiti više o okolnostima koje mogu dovesti do greške, te na taj način spriječiti ponavljanje istih. Iskren pristup može pacijentu donijeti sigurnost da će njegov liječnik ozbiljno pristupiti problemu i da će poduzeti sve potrebne korake da pacijentov boravak u bolnici bude što sigurniji.

Ukoliko liječnici ne razgovaraju s pacijentom i njegovom obitelji o mogućim pogreškama/komplikacijama liječenja, povećava se strah, frustracija i ljutnja, ometajući na taj način pacijentov oporavak. I naravno, ta ljutnja može dovesti do povećanog broja tužbi za nesavjestan rad.

Veći oprez medicinskog osoblja može umanjiti učestalost pogrešaka. Jasno je da medicinske pogreške treba spriječiti koliko je god to moguće; njihovo ignoriranje može dovesti samo do njihovog ponavljanja. Politika zdravstvenih institucija bi trebala podržati i ohrabriti zdravstvene radnike da otkrivaju situacije koji mogu dovesti do medicinskih pogrešaka. Otvorenost i iskrenost nakon incidentne situacije mogu poboljšati odnose između liječnika i pacijenta. Postoje važni preventivni koraci koje može provesti svaka zdravstvena ustanova. Edukacija pacijenta i njegovih njegovatelja o stanju bolesti i planu liječenja, od najveće su važnosti. Medicinski profesionalci mogu spriječiti nastajanje grešaka ukoliko primijete odstupanja od planirane terapije.

Medicinska ustanova može poduzeti sljedeće korake kako bi spriječila eventualne medicinske greške:

- Primjena bolje i ujednačene obuke medicinskog kadra,
- Pridržavanje dobro utvrđenih standarda medicinske njege,
- Redoviti pregledi medicinske dokumentacije kako bi se na vrijeme otkrile i ispravile medicinske greške,
- Zapošljavanje samo dobro obrazovanog i obučenog medicinskog osoblja,
- Savjetovanje, ukor i edukacija zaposlenika koji čine greške i otkaz onima koji i dalje griješe,
- Razvoj i pažljivo praćenje algoritama (specifičnog seta uputa/procedura), uspostava protokola i liste za provjeru svih intervencija kraj kreveta pacijenta,
- Poboljšanje nadzora i komunikacije između svih sudionika u pružanju zdravstvene zaštite,
- Istražiti sve greške i poduzeti mjere u njihovom sprječavanju,
- Edukacija i informiranje pacijenta i njegovih njegovatelja o pacijentovom stanju i planovima daljnjeg liječenja,
- Jedan član obitelji i/ili prijatelj treba služiti kao pacijentov odvjetnik kako bi se osigurao odgovarajući tretman,
- Liječnik treba odgovoriti na pritužbe pacijenata i obitelji, priznati odgovornost kada je potrebno, prodiskutirati o tome s obitelji i osobljem, te poduzeti mjere kako bi se spriječile buduće pogreške.

POGLAVLJE 13

PREVENTIVNA NJEGA: PRAĆENJE ZDRAVSTVENOG STANJA; IZBJEGAVANJE PUŠENJA I CIJEPLJENJE

Preventivna medicinska i stomatološka njega od suštinskog je značaja za pacijente koji boluju od karcinoma. Mnogi pacijenti koji boluju od raka zanemaruju druge važne medicinske probleme i usredotočuju se isključivo na karcinom. Zanemarivanje drugih zdravstvenih pitanja može dovesti do ozbiljnih posljedica koje mogu utjecati na zdravlje i dužinu života.

Najvažnije preventivne mjere za laringektomirane osobe i pacijente s karcinomom glave i vrata uključuju:

· Pravilnu stomatološku njegu,
· Redovne preglede kod obiteljskog liječnika,
· Redovnu kontrolu kod otorinolaringologa,
· Odgovarajuće vakcinacije,
· Prestanak pušenja,
· Korištenje odgovarajućih tehnika (npr. upotreba sterilne vode za toaletu stome),
· Osiguranje odgovarajuće prehrane.

O rutinskim kontrolama kod stomatologa i preventivnoj stomatološkoj njezi govori se u 14. poglavlju.

Upotreba odgovarajućih tehnika njege traheostome prikazana je u 8. poglavlju, a o odgovarajućoj prehrani u 11. poglavlju.

Kontrola kod obiteljskog liječnika, interniste i drugih specijalista

Kontinuirana kontrola kod liječnika specijalista, uključujući otorinolaringologa i onkologa je od velikog značaja. Kako vrijeme prolazi od postavljanja dijagnoze, liječenja i operacije, kontrole postaju sve rjeđe. Većina otorinolaringologa preporučuje mjesečni kontrolni pregled u prvoj godini nakon operacije, a nakon toga rjeđe, ovisno o pacijentovom stanju. Pacijente treba poticati da kontaktiraju svoje liječnike kad god se pojave novi simptomi.

Redovni pregledi osiguravaju zamjećivanje bilo kakvih promjena zdravstvenog stanja, tako da se pri pojavi novog problema isti brzo počne rješavati. Kliničar će obaviti pažljiv pregled kako bi otkrio recidiv raka. Pregled uključuje opći pregled cijelog tijela kao i specifične preglede vrata, grla i traheostome. Pregled gornjeg dijela dišnog puta se izvodi pomoću endoskopa ili indirektne vizualizacije s malim ogledalom na dugoj dršci. Po potrebi se mogu izvesti radiološke i druge pretrage. Također je važno osigurati i kontrolu interniste i obiteljskog liječnika, kao i stomatologa, kako bi se po potrebi sanirala druga medicinska i stomatološka pitanja.

Cijepljenje protiv gripe

Za laringektomirane osobe je važno da se cijepe protiv gripe bez obzira na starosnu dob. Gripa može biti kod laringektomiranih osoba teža za liječenje te je imunizacija važno preventivno sredstvo.

Postoje dvije vrste vakcine protiv gripe: injekcija koja je adekvatna za sve uzraste i inhalacioni (živi virus) koji se daje samo osobama mlađim od pedeset godina koje nisu oslabljenog imuniteta.

Dostupna cjepiva uključuju:
1. Vakcina protiv gripe - inaktivirana vakcina (sadrži umrtvljeni virus) daje se injekciono, obično u ruku. Odobrena je za osobe starije od šest mjeseci, uključujući zdrave pojedince i one s kroničnim medicinskim stanjima.
2. Vakcina protiv gripe u obliku spreja za nos - vakcina napravljena od živih, oslabljenih virusa gripe koji ne mogu uzrokovati gripu (ponekad se naziva LAIV (Live Attenuated Influenza Vaccine) ili FluMist®). LAIV je odobren za upotrebu kod zdravih osoba u dobi od 2-49 godina (s izuzetkom trudnica).

Za svaku novu sezonu priprema se novo cjepivo protiv gripe. Iako se točni sojevi koji će uzrokovati gripu ne mogu predvidjeti, velika je vjerojatnost da će sojevi koji su uzrokovali bolest u drugim dijelovima svijeta također uzrokovati bolest u mjestu boravka osoba koje se cijepe. Najbolje se prije cijepljenja posavjetovati s liječnikom kako bi bili sigurni da ne postoji razlog zbog kojeg ne bi trebali biti cijepljeni (poput alergije na jaja). Jedan od načina dijagnosticiranja gripe je brzi test nazalnog sekreta na gripu. Pošto laringektomirane osobe nemaju povezanost nosa i pluća, preporučljivo je uz testiranje sekreta iz nosa dodatno uraditi i pregled sekreta iz dušnika.

Informacije o tim testovima mogu se naći na stranici The Center for Disease Control (Centra za kontrolu bolesti SAD) (http://www.cdc.gov/flu/professionals/diagnosis/rapidlab.htm).

Jedna „prednost" laringekomiranih osoba je što rjeđe obolijevaju od infekcija uzrokovanih virusima respiratornog trakta jer virusi koji izazivaju prehladu uglavnom prvo zaraze nos i grlo; a od tamo putuju do drugih dijelova tijela, uključujući i pluća. Obzirom da laringektomirane osobe ne dišu kroz nos, manja je vjerojatnost zaraze virusima koji izazivaju prehladu.

Za laringektomirane osobe je ipak jako važno primiti cjepivo protiv virusa gripe svake godine, noseiti izmjenjivač vlage i topline za zagrijavanje i vlaženje zraka koji udišu u pluća, i dobro prati ruke prije nego što diraju traheostomu ili izmjenjivač vlage i topline ili pak prije jela. Atos (Provox) Micron izmjenjivač topline i vlage s elektrostatičkim filterom dizajniran je za filtriranje potencijalnih patogena i za smanjenje vjerojatnosti nastanka respiratornih infekcija.

Virus gripe može se širiti dodirom kontaminiranih predmeta. Laringektomirane osobe koje koriste govornu protezu i trebaju pritisnuti izmjenjivač vlage i topline kako bi govorili, mogu imati povećan rizik od direktnog unošenja virusa u pluća. Pranje ruku ili korištenje sredstva za čišćenje kože može spriječiti širenje virusa.

Vakcinacija protiv pneumokoknih bakterija

Preporučljivo je da laringektomirane osobe, kao i druge osobe koje dišu na traheostomu, budu cijepljene protiv pneumokoka, bakterije koja je jedan od glavnih uzročnika upale pluća. U SAD-u postoje dvije vrste vakcina protiv pneumokoknih bakterija: pneumokokno konjugirano cjepivo (Prevnar 13 ili PCV13) i pneumokokna polisaharidna vakcina - 23-valentni polisaharid-pneumokokna vakcina (Pneumovax ili PPV23).

Pacijent bi se trebao savjetovati sa svojim liječnikom o potrebi za cjepivom protiv pneumokoka. Trenutne smjernice The Center for Disease Control (Centar za kontrolu bolesti SAD) objavljene su na stranici http://www.cdc.gov/vaccines/

Izbjegavanje pušenja i konzumacije alkohola

Osobe s karcinomom glave i vrata trebaju biti savjetovane o važnosti prestanka pušenja. Pored pušenja koji je glavni faktor rizika za nastanak karcinoma glave i vrata, rizik od nastanka raka je dodatno povećan konzumiranjem alkohola. Pušenje također može utjecati na prognozu liječenja. Pacijenti s rakom grkljana koji i dalje puše i konzumiraju alkoholna pića imaju manju šansu za izlječenje i veću vjerojatnost razvitka drugog tumora. Ukoliko pacijent ne prestane pušiti tijekom i nakon radio terapije (zračenja), može se povećati ozbiljnost i trajanje reakcije sluznica, pogoršati suhoća usta (kserostomija) i ugroziti ishod liječenja.

Pušenje duhana i konzumiranje alkohola također smanjuje učinkovitost liječenja raka grkljana. Pacijenti koji nastavljaju pušiti tijekom trajanja radioterapije, dugoročno gledano, imaju slabiji učinak terapije i stopu preživljavanja od onih koji ne puše.

POGLAVLJE 14.
STOMATOLOŠKI PROBLEMI I HIPERBARIČNA OKSIGENOTERAPIJA

Problemi sa zubima kod laringektomiranih osoba ponekad se teško rješavajue, uglavnom zbog dugoročnih učinaka terapije zračenjem. Održavanje zubne higijene može spriječiti mnoge probleme.

Stomatološka pitanja

Problemi sa zubima su uobičajeni nakon izlaganja glave i vrata radioterapiji. Učinci terapije zračenjem uključuju:
- Smanjenu opskrbu krvlju u kostima gornje i donje vilice,
- Smanjenu proizvodnju sline kao i promjene njenog kemijskog sastava,
- Promjenu vrsta bakterija koje koloniziraju usta.

Zbog ovih promjena zubni karijes, upala desni i paradentoza mogu biti posebno problematični. Ovi efekti radioterapije mogu biti smanjeni dobrom njegom usta i zuba, tj. čišćenjem, ispiranjem i upotrebom paste za zube bogate flourom, nakon svakog obroka, ukoliko je moguće. Upotreba specijalnih fluoriranih preparata za ispiranje usne šupljine ili preparata koji se mogu nanijeti na desni pomaže u sprečavanju nastanka zubnog karijesa. Održavanje dobre hidracije, te upotreba nadomjestaka sline, ukoliko je potrebno, također je od iznimne važnosti.

Preporučuje se da pacijenti koji trebaju tretman radioterapije u području glave i vrata posjete svog stomatologa radi detaljnog oralnog pregleda nekoliko tjedana prije početka liječenja i redovito se pregledavaju godišnje ili polugodišnje tijekom života. Redovno čišćenje zuba kod stomatologa je također važno.

Budući da liječenje zračenjem smanjuje dotok krvi u kosti gornje i donje čeljusti, pacijenti mogu biti izloženi riziku od razvoja oštećenja kostiju (**osteoradionekroza**) na tim mjestima. Vađenje zuba kao i bolesti zuba u ozračenim područjima mogu dovesti do razvoja osteoradionekroze. Pacijenti bi trebali obavijestiti svog stomatologa da su bili izloženi terapiji zračenjem prije stomatoloških zahvata. Osteoradionekroza se može spriječiti primjenom niza tretmana hiperbaričnom oksigenoterapijom (HBO) (vidjeti dolje) prije i nakon vađenja zuba ili zubne kirurgije. Hiperbarična oksigenoterapija se preporučuje ukoliko se oboljeli zub nalazi u području, koje je bilo izloženo visokoj dozi zračenja. Konzultacija s onkologom, koji je preporučio liječenje zračenjem, može biti od pomoći u utvrđivanju potrebe za ovakvom terapijom.

Stomatološka profilaksa može umanjiti rizik od nastanka problema sa zubima koji dovode do nekroze kostiju. Posebni tretmani fluorom mogu pomoći u sprečavanju problema sa zubima, zajedno s čišćenjem četkicom, zubnim koncem i redovnim čišćenjem zuba kod stomatologa.

U sklopu svakodnevne njege zuba preporučuje se:
- Čišćenje koncem svakog zuba i pranje zubnom pastom nakon svakog obroka,
- Četkanje jezika četkom za jezik ili mekanom četkicom za zube jednom dnevno,
- Svakodnevno ispiranje usta sodom bikarbonom. Soda bikarbona pomaže neutraliziranju kiselosti usta. Otopina za ispiranje usta pravi se od jedne čajne žličice sode bikarbone dodane u 350ml vode. Ova se otopina koristi tijekom cijelog dana,
- Korištenje preparata obogaćenih fluorom preporučuje se jednom dnevno. Postoje komercijalno dostupni preparati, a izrađuju ih i stomatolozi. Nanose se preko zuba u trajanju od 10 minuta. Usta ne bi trebalo ispirati, niti piti ni jesti, 30 minuta nakon nanošenja ovih preparata.

Refluks želučane kiseline (GERB) također je vrlo čest nakon operativnih zahvata u području glave i vrata, posebno kod onih kojima je učinjena parcijalna ili totalna laringektomija (vidjeti Simptomi i liječenje refluksa želučane kiseline, poglavlje 11). GERB također može uzrokovati eroziju zuba (posebno u donjoj vilici) i, na kraju, gubitak zuba.

Ovi štetni učinci mogu se umanjiti:

- Uzimanjem lijekova za smanjenje lučenja želučane kiseline,
- Unošenjem male količine hrane i uzimanjem tekućine uz svaki zalogaj,
- Izbjegavanjem ležanja odmah nakon jela,
- Kada liježete, podignite gornji dio tijela jastukom do 45 stupnjeva.

Hiperbarična oksigenoterapija (HBO)

Hiperbarična oksigenoterapija (HBO) predstavlja udisanje čistog kisika u hiperbaričnoj komori. HBO terapija je dobro ispitani ustaljen tretman za dekompresijsku bolest (opasnost prilikom ronjenja) i može se koristiti u sprječavaju osteoradionekroze.

HBO terapija se koristi za liječenje širokog spektra medicinskih stanja uključujući mjehuriće zraka u krvnim žilama (arterijska plinska embolija), dekompresijsku bolest, trovanje ugljičnim monoksidom, rane koje ne zarastaju, ozljede od trauma, gangrene, infekcije kože ili kostiju koje uzrokuju smrt tkiva (npr. osteoradionekroza), ozljede od zračenja, opekotine, kožni graftovi ili kožni režnjevi pod rizikom od odumiranja tkiva i teške anemije.

U komori za HBO terapiju tlak zraka je tri puta viši od normalnog. U tim uvjetima pluća mogu skupiti znatno više kisika, nego pri udisanju čistog kisika pri normalnom tlaku zraka.

Krv nosi prikupljeni kisik po tijelu stimulirajući organizam na ispuštanje kemikalija, tzv. „faktora rasta" i matičnih stanica koje promoviraju izlječenje. Kada je tkivo povrijeđeno, za preživljavanje mu je potrebno još više kisika. HBO terapija povećava količinu kisika u krvi i može privremeno obnoviti razinu plinova u krvi i funkcije tkiva. HBO terapija poboljšava zarastanje i sposobnost tkiva da se bore protiv infekcije.

HBO terapija je uglavnom sigurna, a komplikacije su rijetke. Moguće komplikacije: privremena kratkovidnost (miopija), ozljede srednjeg i unutrašnjeg uha (uključujući curenje tekućine iz uha i pucanje bubnjića zbog povećanog tlaka zraka), oštećenje organa uzrokovano promjenama tlaka zraka (barotrauma) i poremećaji moždane aktivnosti kao rezultat toksičnosti kisika.

Čisti kisik može izazvati požar ako postoji izvor zapaljenja, poput iskre ili plamena. Zbog toga je zabranjeno unositi predmete koji bi se mogli zapaliti (npr. upaljač ili uređaj s baterijom) u hiperbaričnu komoru.

Hiperbarična oksigenoterapija se može izvesti kao ambulantni postupak i ne zahtijeva hospitalizaciju. Hospitalizirani pacijenti mogu biti transportirani do ili sa mjesta HBO terapije ukoliko se radi o vanjskoj ustanovi.

Tretman se može izvesti u dvije vrste komora:

- U **komori za jednu osobu**, u kojoj pacijent leži na stolu koji klizeći ulazi u providnu plastičnu cijev.
- U **komori dizajniranoj da primi više ljudi** u kojima pacijenti mogu sjesti ili leći. U ovakvim komorama napa ili maska dovode kisik do pacijenta.

Za vrijeme HBO terapije, povećani tlak zraka stvara privremeni osjećaj punoće u ušima - slično kao u avionu ili na visinama - ovo se može ublažiti zijevanjem.

Trajanje pojedinačne terapije može trajati od jednog do dva sata. Članovi tima zdravstvenih profesionalaca prate pacijenta tijekom sesije. Tijekom terapije pacijent može osjetiti vrtoglavicu na nekoliko minuta.

Da bi bila efikasna, HBO terapija zahtijeva više od jedne sesije. Broj potrebnih sesija ovisi od bolesti koja se tretira. Neka stanja, poput trovanja ugljičnim monoksidom, mogu se tretirati sa samo tri tretmana. Druge, poput osteoradionekroze ili rana koje ne zarastaju mogu zahtijevati 25 do 30 tretmana.

Sama HBO terapija može često efikasno liječiti dekompresijsku bolest, arterijsku plinsku emboliju i teško trovanje ugljičnim monoksidom. Za efikasno liječenje ostalih stanja, HBO terapija se koristi kao dio sveobuhvatnog plana liječenja i primjenjuje se zajedno s dodatnim terapijama i lijekovima koji odgovaraju individualnim potrebama.

POGLAVLJE 15

PSIHOLOŠKA PITANJA: DEPRESIJA, SAMOUBOJSTVO, NEIZVJESNOST, RAZGOVOR O DIJAGNOZE, NJEGOVATELJI I IZVORI PODRŠKE

Pacijenti liječeni od karcinoma u području glave i vrata, uključujući i laringektomirane osobe, suočavaju se s mnogo psiholoških, socijalnih i osobnih izazova. Razlog tome je što karcinom glave i vrata, kao i njegovo liječenje, utječu na neke od najosnovnijih ljudskih funkcija - disanje, unos hrane, komunikaciju i socijalnu interakciju. Razumijevanje i liječenje ovih pitanja nisu ništa manje važni od bavljenja medicinskim problemima.

Pojedinci kojima je dijagnosticiran rak doživljavaju brojne emocije koje se mogu mijenjati iz dana u dan, iz sata u sat, ili čak iz minute u minutu i mogu stvoriti veliko psihološko opterećenje.

Neka od tih osjećaja uključuju:
· Odbijanje/negiranje bolesti,
· Ljutnju,
· Strah,
· Stres,
· Anksioznost,
· Depresiju,
· Tugu,
· Krivicu,
· Usamljenost.

Neki od psiholoških i socijalnih izazova s kojima se suočavaju laringekto-
mirane osobe uključuju:
· Depresiju,
· Anksioznost i strah od recidiva,
· Socijalnu izolaciju,
· Zloupotrebu nedozvoljenih supstanci,
· Sliku tijela,
· Seksualnost,
· Povratak na posao,
· Interakcija sa supružnikom, obitelji, prijateljima, suradnicima,
· Ekonomski utjecaj.

Nošenje s depresijom

Mnogi ljudi oboljeli od raka osjećaju se tužno ili depresivno. To je norma-
lan odgovor na bilo koju ozbiljnu bolest. Depresija je jedno od najtežih
pitanja s kojima se suočava pacijent s dijagnosticiranim zloćudnim obo-
ljenjem. Ipak, socijalna stigma povezana s priznavanjem depresije otežava
pristup i traženje terapije.

Neki od znakova depresije uključuju:
· Osjećaj bespomoćnosti i beznađa ili besmislenosti života,
· Gubitak interesa za druženje s obitelji ili prijateljima,
· Gubitak interesa za hobije i aktivnosti u kojima ste nekada uživali,
· Gubitak apetita ili nezainteresiranost za hranu,
· Dugotrajan ili čest plač,
· Problemi sa spavanjem, bilo da se radi o previše ili premalo spavanja,
· Promjene u nivou energije,
· Misli o samoubojstvu, uključujući izradu planova ili poduzimanje akcija
  za samoubojstvo, kao i često razmišljanje o smrti i umiranju.

Izazov života laringektomirane osobe u sjeni raka znači da se s depresi-
jom još teže nositi. Ne biti u stanju govoriti, ili imati poteškoće s govorom,
otežava izražavanje emocija i može dovesti do izolacije. Kirurška i medi-
cinska njega često nisu dovoljne za rješavanje takvih pitanja; veći naglasak
treba dati duševnom blagostanju nakon laringektomije.

Suočavanje i prevladavanje depresije vrlo su važni, ne samo za dobrobit pacijenta, nego i za lakši oporavak, te povećanje šansi za duže preživljavanje i krajnje izlječenje. Sve je više znanstvenih dokaza o povezanosti uma i tijela. Iako mnoge od ovih veza još nisu razjašnjene, dobro je prepoznato da se pojedinci motivirani za oporavak i pozitivnijeg stava, brže oporavljaju od ozbiljnih bolesti, žive duže i ponekad povećavaju šanse za preživljavanje. Zaista se pokazalo da taj učinak može posredovati izmjenama u staničnom imunološkom odgovoru i smanjenju aktivnosti prirodnih stanica ubojica.

Naravno, postoji mnogo razloga da se nakon saznanja o dijagnozi raka osjećate depresivno. To je razarajuća bolest za pacijente i njihove obitelji, tim više jer medicina još nije pronašla lijek za većinu vrsta karcinoma. U trenutku kad je bolest otkrivena kasno je za prevenciju i, ukoliko je rak otkriven u naprednoj fazi (poodmaklom stadiju) rizik od širenja bolesti je visok, a šansa za krajnje izlječenje znatno manja.

Mnoga pitanja prolaze pacijentu kroz glavu nakon saznanja loše vijesti. „Zašto ja?" i „Je li to stvarno istina?" Depresija je dio normalnog mehanizma suočavanja s nesrećom. Većina ljudi prolazi nekoliko faza suočavanja s novom situacijom. U početku prolaze fazu poricanja i izolacije, zatim slijedi faza ljutnje, praćena depresijom i na kraju dolazi prihvaćanje bolesti.

Neki pacijenti „zaglave" u određenoj fazi kao što je depresija ili ljutnja. Važno je krenuti dalje i doći do posljednje faze prihvaćanja i nade. Zbog toga je stručna pomoć, kao i razumijevanje i pomoć obitelji i prijatelja vrlo važna.

Pacijenti se moraju suočiti sa svojom krajnjom smrtnošću. Katkada im je to prvi put u životu. Da se moraju baviti svojom bolešću i njenim neposrednim i dugoročnim posljedicama. Paradoksalno, ali depresija nakon saznanja dijagnoze, omogućava prihvaćanje nove stvarnosti. Ako se više ne brinete, lakše ćete živjeti s neizvjesnom budućnošću. Ipak, razmišljanje „više me nije briga" može privremeno olakšati situaciju, no takav mehanizam može ometati traženje odgovarajuće njege i dovesti do brzog pada pacijentove kvalitete života.

Prevladavanje depresije

Treba se nadati da pacijent može pronaći snage u borbi protiv depresije. Odmah nakon laringektomije pacijenti mogu biti preplavljeni novim svakodnevnim zadacima i novonastalom realnošću. Pacijenti često proživljavaju period žalosti za brojnim gubicima, kao što su glas i prvobitno zdravstveno stanje. Također moraju prihvatiti mnoge novonastale stalne nedostatke, kao što je nemogućnost "normalnog" govora. Neki će osjećati mogućnost izbora: podleći depresiji ili se pro aktivnošću vratiti u život. Želja za prevladavanjem hendikepa može biti pokretačka snaga za izlazak iz negativne faze. Depresija se može ponoviti; zahtijevajući stalnu borbu kako bi se prevladala.

Neki od načina na koje se laringektomirane osobe i ostali oboljeli od karcinoma glave i vrata mogu nositi s depresijom uključuju:
· Izbjegavanje zloupotrebe nedopuštenih supstanci,
· Traženje pomoći,
· Isključenje medicinskih uzroka (npr. hipotireozu, nuspojave lijekova),
· Odluka da se postane pro aktivan,
· Smanjenje stresa,
· Davanje primjera drugima,
· Povratak ranijim aktivnostima,
· Razmišljanje o mogućnosti uporabe antidepresiva ,
· Traženje podrške obitelji, prijatelja, profesionalaca, kolega, drugih laringektomiranih osoba i grupa za podršku.

Ovdje su navedene neke od metoda koje mogu pomoći rehabilitaciji:
· Razvijanje slobodnih aktivnosti,
· Izgradnja odnosa s drugim ljudima,
· Održavanje tjelesnu aktivnost,
· Društvena reintegracija s obitelji i prijateljima,
· Volontiranje,
· Pronalazak svrsishodnih projekata,
· Odmor.

Podrška članova obitelji i prijatelja vrlo je važna. Kontinuirana uključenost i doprinos tuđim životima mogu biti osnažujući. Čovjek može crpiti snagu uživajući u interakciji i utjecaju na život svoje djece i unuka. Postajanje uzorom svojoj djeci i unucima, da ne odustaju u slučaju nesreće, može biti pokretačka snaga za pro aktivan stav i odupiranje depresiji.

Uključivanje u aktivnosti koje ste voljeli prije operacije, može dati kontinuiranu svrhu životu. Sudjelovanje u aktivnostima lokalnog kluba laringektomiranih osoba može biti novi izvor podrške, savjeta i prijateljstava.

Traženje pomoći stručnjaka za mentalno zdravlje, poput socijalnog radnika, psihologa ili psihijatara, također može biti od pomoći. Osiguranje kontinuiranog praćenja kompetentnog liječnika i logopeda vrlo je važno. Njihova uključenost može pomoći pacijentima nositi se s nastalim medicinskim problema i problemima s govorom, te može doprinijeti osjećaju blagostanja.

Samoubojstvo među pacijentima oboljelim od karcinoma glave i vrata

Prema posljednjim istraživanjima učestalost samoubojstava u populaciji pacijenata s dijagnozom karcinoma dvostruko je veća nego u općoj populaciji stanovništva. Istraživanja jasno ukazuju na hitnu potrebu za prepoznavanjem i liječenjem psihijatrijskih problema poput depresije i suicidalnih namjera kod ovih pacijenata.

U većini istraživanja utvrđena je visoka učestalost depresivnog raspoloženja povezana sa samoubojstvima među oboljelima od raka. Također je primijećena visoka učestalost manje teškog oblika depresije kod starijih pacijenata s karcinomom, što ponekad ostane neprepoznato i netretirano. Mnoga istraživanja su pokazala da je u gotovo 50% svih samoubojstava među ljudima koji boluju od raka, bila prisutna jaka depresija. Ostali važni čimbenici koji mogu doprinijeti samoubojstvu uključuju anksioznost, afektivni poremećaj, bol, nedostatak sustava socijalne podrške i demoralizacija.

Relativni porast rizika od samoubojstva najviši je u prvih pet godina nakon postavljanja dijagnoze raka i postepeno opada nakon toga. Međutim, rizik ostaje povećan i 15 godina nakon postavljanja dijagnoze. Veća učestalost samoubojstava među pacijentima oboljelim od raka, povezuje se i s muškim spolom, bijelom bojom kože i kod neoženjenih muškaraca. Kod muškaraca je primijećena veća učestalost samoubojstava kod onih kojima je u starijoj dobi postavljena dijagnoza. Stope samoubojstava su također veće među pacijentima s uznapredovalom bolesti u trenutku postavljanja dijagnoze.

Učestalost samoubojstava varira zavisno od vrste raka: najveća učestalost samoubojstava zabilježena je među pacijentima s karcinomom pluća i bronha, želuca te glave i vrata, uključujući usnu šupljinu, ždrijelo i grkljan. Velika prevalencija depresije ili anksioznosti utvrđena je među pacijentima koji imaju gore spomenute tipove karcinoma. Velika učestalost depresije kod pacijenata s dijagnozom raka u području glave i vrata može biti objašnjena razarajućim utjecajem bolesti na kvalitetu njihovog života. To je zato što bolest, ali i liječenje utječu na njihov izgled i osnovne funkcije, kao što su govor, gutanje i disanje.

Screening na depresiju, beznađe, anksioznost, jaku bol, probleme sa suočavanjem s bolešću i samoubilačke namjere, može biti koristan način za identifikaciju rizičnih pacijenata. Savjetovanje i upućivanje specijalistima za mentalno zdravlje, kad je to moguće, može spriječiti samoubojstvo kod pacijenata oboljelih od karcinoma za koje se ustanovi da postoji rizik samoubojstva. Ovakav pristup također uključuje razgovor s pacijentima (i njihovim obiteljima) o onemogućavanju pristupa sredstvima koja se najčešće koriste za izvršenje samoubojstva.

Nošenje s neizvjesnom budućnošću

Jednom kad je dijagnosticiran rak, pa čak i nakon uspješnog liječenja, teško je i gotovo nemoguće potpuno se osloboditi straha da bi se bolest mogla vratiti. Neki ljudi se bolje nose s ovom neizvjesnošću; oni koji se dobro prilagode budu sretniji i sposobniji da nastave sa životima, od onih koji se ne prilagode.

Ono što otežava predviđanje budućnosti je činjenica da dijagnostičke metode za otkrivanje karcinoma (pozitronska emisijska tomografija ili PET, kompjuterska tomografija ili CT i magnetna rezonanca ili MRI) otkrivaju samo karcinom veći od 2,5 cm; liječnici mogu previdjeti male lezije koje se nalaze na mjestu koje je teško vizualizirati.

Pacijenti zato moraju prihvatiti stvarnost da se rak može vratiti i da su redovni pregledi liječnika i stalni oprez najbolji načini kontrole njihovog stanja.

Ono što često pomaže pri suočavanju s novim simptomom (osim ako nije hitno) je da se pričeka nekoliko dana prije traženja medicinske pomoći. U principu, većina novih simptoma nestaje u kratkom vremenskom periodu. S vremenom, većina ljudi nauče ne paničariti i koristiti ranija iskustva, zdrav razum i svoje znanje za racionalizaciju i razumijevanje simptoma.

Srećom, s vremenom postaje sve bolji u suočavanju s neizvjesnom budućnosti i nauči ju prihvatiti i živjeti s njom, uspostavljajući ravnotežu između straha i prihvaćanja.

Neke sugestije na koji se način možete nositi s neizvjesnom budućnošću uključuju:

- Udaljavanje od bolesti,
- Fokusiranje na stvari koje nisu povezane s rakom,
- Razvijanje životnog stila kojim se izbjegava stres i promovira unutrašnji mir,
- Nastavak redovitih liječničkih pregleda.

Priopćavanje dijagnoze drugim osobama

Nakon što mu je dijagnosticiran rak, pacijent treba odlučiti hoće li tu informaciju dijeliti s drugima ili ju čuvati za sebe. Odluku da tu informaciju čuvaju za sebe pacijenti mogu izabrati zbog straha od stigmatizacije, odbacivanja ili diskriminacije. Neki ne žele pokazati ranjivost i slabost ili ne žele da ih drugi sažalijevaju. Priznali ili ne, bolesni ljudi - pogotovo oni s potencijalno neizlječivom bolešću - manje su konkurentni u društvu i često su, namjerno ili nenamjerno, diskriminirani. Neki se mogu bojati da će se njihovi inače suosjećajni prijatelji i poznanici distancirati kako bi bili zaštićeni od neizbježnog gubitka - ili jednostavno to čine jer ne znaju što reći ili kako se ponašati u takvim situacijama.

Skrivanje informacije o dijagnozi od drugih osoba, pacijentu može stvoriti emocionalnu izolaciju i teret dok se suočava s novom stvarnošću bez podrške. Neki mogu dijeliti informaciju o dijagnozi samo s ograničenim brojem ljudi, kako bi poštedjeli druge od emocionalne traume. Naravno, tražiti od ljudi da ovakvu, često devastirajuću informaciju ne šire dalje, onemogućava iste da dobiju vlastitu emocionalnu podršku i pomoć.

Dijeljenje informacija s obitelji i prijateljima može biti teško i najbolje je to uraditi na način koji odgovara pojedinačnim sposobnostima suočavanja svakog od njih. Najbolje je komunicirati sa svakom osobom pojedinačno i tako omogućiti svakoj od njih da postavi pitanja i izrazi svoje osjećaje, strahove i zabrinutosti. Kazivanje vijesti na optimističan način, ističući mogućnosti oporavka, može olakšati prihvaćanje informacije. Dijeljenje informacije s malom djecom može biti izazovno i najbolje je to učiniti prema njihovim mogućnostima prihvaćanja informacija.

Nakon operacije, a posebno nakon laringektomije, više nije moguće skriti dijagnozu. Većina pacijenata ne zažali što dijeli informaciju o svojoj dijagnozi s drugima. Uglavnom otkriju da ih prijatelji ne odbacuju i dobivaju podršku i ohrabrenje koje im pomaže u ovim teškim vremenima. Dijeleći informaciju o svojoj dijagnozi, bolesnici jasno daju do znanja da se ne srame i ne osjećaju slabima zbog svoje bolesti.

Laringektomirane osobe su mala grupa među preživjelima od karcinoma. Ipak, oni su u jedinstvenom položaju jer se njihova dijagnoza vidi na njihovom vratu i u njihovom glasu. Ne mogu skriti činjenicu da dišu kroz traheostomu i govore slabim, a ponekad i mehaničkim glasom. Ipak, njihovo preživljavanje svjedoči da je produktivan i smislen život moguć čak i nakon dijagnosticiranog raka.

Briga za voljenu osobu koja boluje od raka

Biti njegovatelj voljene osobe oboljele od ozbiljne bolesti kao što je rak glave i vrata je jako teško i može biti fizički i emocionalno veoma zahtjevno. Teško je gledati kako osoba pati, pogotovo ako se malo toga može učiniti kako bi se bolest pobijedila. Njegovatelji bi trebali, međutim, shvatiti važnost onoga što rade čak i kad ne dobivaju nikakvu zahvalnost.

Njegovatelji često strahuju od potencijalne smrti svoje voljene osobe i života bez njih. To može izazivati veliku anksioznost i depresiju. Neki ovakvu situaciju svladavaju odbijajući prihvatiti dijagnozu karcinoma i vjerujući da je bolest njihovih najbližih manje ozbiljne prirode.

Njegovatelji često žrtvuju svoju dobrobit i potrebe da bi zadovoljili potrebe osobe o kojoj brinu. Njegovatelji moraju smiriti strahove voljene oboljele osobe i podržati ih unatoč tome što su često na udaru izbezumljenog gnjeva, frustracije i strepnje. Ovakve frustracije mogu biti pretjerano izražene u onih pacijenata s karcinomom u području glave i vrata koji imaju poteškoće u usmenom izražavanju. Njegovatelji često potiskuju vlastite osjećaje i skrivaju vlastite emocije kako bi spriječili uznemiravanje oboljele osobe. Ovo je veoma zahtjevno i teško.

Za pacijenta i njihove njegovatelje korisno je otvoreno i pošteno razgovarati jedni s drugima, te dijeliti svoje osjećaje, brige i težnje. Ovo može biti izazovnije onima koji imaju poteškoće u govoru.

Povremeni sastanci pružatelja zdravstvene zaštite omogućuju bolju komunikaciju i olakšavaju zajedničko odlučivanje.

Nažalost, potrebe njegovatelja često se zanemaruju, jer je sva pažnja usmjerena na bolesnu osobu. Međutim, od suštinskog je značaja da se potrebe njegovatelja ne zanemaruju. Fizička i emocionalna podrška prijatelja, obitelji, grupa za podrške i zdravstvenih radnika za mentalno zdravlje, mogu biti od velike pomoći njegovatelju. Profesionalno savjetovanje može biti pojedinačno, u sklopu grupe za podršku ili zajednički s ostalim članovima obitelji i/ili pacijentom. Njegovatelji moraju naći vremena za sebe, kako bi i sami mogli „napuniti" baterije. Odvajajući vrijeme za svoje potrebe njegovatelji mogu i dalje biti izvor podrške i snage svojim najmilijima. Danas postoje brojne organizacije za pomoć njegovateljima.

Izvori socijalne i emocionalne podrške

Saznanje da netko ima rak grkljana ili bilo koji rak u predjelu glave i vrata može promijeniti život osobe i život onih koji su mu bliski. S tim promjenama se nekad teško nositi. Za bolje suočavanje sa psihološkim i socijalnim utjecajem samog saznanja dijagnoze, vrlo je važno zatražiti stručnu pomoć.

Emocionalni teret uključuje zabrinutosti zbog liječenja kao i sporednih efekata samog liječenja, boravka u bolnici i ekonomskog učinka bolesti, te kako se nositi s troškovima liječenja. Dodatna zabrinutost usmjerena je na brigu o obitelji, zadržavanje radnog mjesta i nastavka svakodnevnih aktivnosti.

Upoznavanje drugih laringektomiranih osoba i grupa za podršku oboljelim od karcinoma glave i vrata takošer mogu biti od pomoći. Kućne i bolničke posjete drugih osoba koje su preživjele slične bolesti mogu osigurati podršku i savjet te mogu olakšati oporavak oboljeloj osobi. Laringektomirane osobe i ostali koji su preživjeli rak glave i vrata, mogu dati smjernice i primjer za uspješan oporavak i pomoći pacijentu da se vratiti u pun i življenja vrijedan život.

Izvori za podršku mogu biti:
- Članovi zdravstvenog tima (liječnici, medicinske sestre i logopedi) mogu odgovoriti i pojasniti nejasnoće o liječenju, radu ili drugim aktivnostima.
- Socijalni radnici, savjetnici ili svećenici mogu biti korisni ukoliko želite dijeliti svoja osjećanja ili probleme. Društveni radnici mogu predložiti sredstva za financijsku pomoć, prijevoz, kućnu njegu i emocionalnu podršku.
- Grupe za podršku laringektomiranim i drugim osobama s rakom glave i vrata, mogu dijeliti s pacijentima i članovima njihovih obitelji što su naučili o suočavanju s tom opakom bolešću. Grupe mogu pružiti podršku osobno, telefonom ili putem interneta. Članovi zdravstvenog tima mogu pomoći u pronalaženju grupa za podršku.

Na web stranici Međunarodnog udruženja laringektomiranih osoba moguće je pronaći popis lokalnih klubova laringektomiranih osoba u SAD-u i inozemstvu i to na stranici https://www.theial.com/international-club-search1

Potpuna lista potencijalnih resursa i grupa za podršku nalazi se u Dodatku na kraju vodiča.

Neke „prednosti" laringektomiranih osoba

Laringektomirane osobe očituju i neke prednosti:
- Ne hrču više,
- Nisu obavezni nositi kravatu,
- Ne osjećaju neugodne ili iritirajuće mirise,
- Rjeđe se prehlade,
- Imaju nizak rizik aspiracije u pluća prilikom jela,
- U hitnim slučajevima lakše ih se intubira kroz stomu.

POGLAVLJE 16

UPOTREBA CT, MRI i PET SKENIRANJA U DIJAGNOSTICIRANJU I PRAĆENJU RAKA

Kompjuterska tomografija (CT), magnetna rezonanca (MRI) i pozitron emisijska tomografija (PET) su neinvazivni dijagnostički medicinski postupci koji omogućuju vizualizaciju unutarnjih tjelesnih struktura. Pored ostalog, koriste se i za otkrivanje raka i praćenje njegove progresije i reakcije na terapiju.

MRI se može koristiti za dijagnostiku raka, procjenu proširenosti na lokalne i udaljene organe i planiranje liječenja. Glavna komponenta većine MRI sustava je veliki cjevasti ili cilindrični magnet. Korištenjem neionizirajućih radiofrekventnih valova, snažnog magneta i računala, ova tehnologija stvara detaljne slike presjeka unutrašnjosti tijela. U nekim slučajevima koriste se kontrastne boje za bolji prikaz određenih struktura u tijelu. Ove se boje mogu ubrizgati izravno u krvotok pomoću šprice i igle ili ih se može progutati, ovisno o dijelu tijela koji se proučava. Pomoću MRI-a moguće je razlikovati normalno i bolesno tkivo i precizno prikazati tumore unutar tijela. MRI je također koristan u otkrivanju metastaza.

Pored toga, MRI pruža veći kontrast između različitih mekih tkiva u tijelu nego CT. Dakle, MRI je posebno koristan za snimanje mozga, kralježnice, vezivnog tkiva, mišića i unutrašnjosti kostiju. Tijekom obavljanja skeniranja (MRI pretrage) pacijent leži u velikom cjevastom uređaju koji stvara magnetno polje oko pacijenta uslijed čega se poravnava magnetizacija atomskih jezgri u tijelu.

MRI testovi su bezbolni. Neki pacijenti su prijavili blagu do jaku anksioznost i/ili nemir tijekom postupka. Blagi sedativi mogu se dati prije pretrage onima koji su klaustrofobični ili im je teško dugo ležati mirno. Tijekom izvođenja pretrage MRI uređaji proizvode glasne zvukove poput lupanja, kvrckanja i tutnjave. Nošenje čepova za uši može smanjiti štetni učinak buke.

CT snimanje je medicinski postupak snimanja koji koristi kompjuterski obrađene rendgenske zrake za stvaranje tomografskih slika ili 'rezova' određenih područja pacijentovog tijela. Ove slike poprečnog presjeka tijela se koriste u dijagnostičke i terapijske svrhe u mnogim medicinskim disciplinama. Veliki broj dvodimenzionalnih rendgenskih slika snimljenih tijekom jednostruke rotacije oko jedne osi, kompjuterski se obrađuju kako bi se dobile trodimenzionalne slike unutrašnjosti tijela ili organa. Kontrastne boje se mogu koristiti za jasnije prikazivanje određenih struktura u tijelu.

PET skeniranje je postupak iz područja nuklearne medicine kojim se stvara trodimenzionalna slika funkcionalnih metaboličkih procesa u tijelu. Tijekom pretrage koristi se radioaktivna tvar, tzv. "tragač" koja traži bolesti u tijelu, a aplicira se venskim putem. Tragač putuje kroz krv i skuplja se u organima i tkivima s visokom metaboličkom aktivnošću. Jedno PET skeniranje može precizno prikazati staničnu funkciju cijelog ljudskog tijela.

Budući da se pomoću PET skeniranja otkriva povećana metabolička aktivnost bilo kojeg uzroka, kao što su rak, infekcija ili upala, ova pretraga nije dovoljno specifična i pomoću nje se ne mogu razlikovati spomenuta patološka stanja jedna od drugih. Ovo može dovesti do dvosmislenih interpretacija rezultata, što može stvoriti dodatnu neizvjesnost koja može upućivati na daljnja moguće nepotrebna testiranja. Pored financijskog opterećenja koje može izazvati, također može stvoriti anksioznost i frustraciju kod pacijenta. Važno je shvatiti da ovi testovi nisu savršeni te je moguće da se ne zamijeti mali tumor (manji od 2,5cm). Svako bi skeniranje trebalo biti popraćeno temeljitim fizikalnim pregledom.

PET i CT skeniranja se često izvode istovremeno jer se rade uz pomoć istog uređaja. Dok PET skeniranje demonstrira biološku funkciju tijela, CT pretraga daje informacije o mjestu pojačane metaboličke aktivnosti. Kombinirajući ove dvije tehnologije skeniranja, liječnik može preciznije dijagnosticirati i identificirati postojeći karcinom.

Opća preporuka je da se broj PET/CT skeniranja smanjuje što je više vremena proteklo od operacije kojom je rak uklonjen. Generalno, PET/CT se izvodi svakih tri do šest mjeseci tijekom prve godine nakon operacije, zatim svakih šest mjeseci tijekom druge godine, i napokon jednom godišnje tijekom ostatka života. Ove preporuke, međutim, ne temelje se na zaključcima istraživanja i samo su mišljenje ili konsenzus stručnjaka.

Ako postoje zabrinjavajući ili sumnjivi nalazi, obavlja se više skeniranja. Međutim, kod zakazivanja PET i/ili CT skeniranja svaku potencijalnu korist dobivene informacije treba odmjeriti s bilo kojim potencijalnim štetnim učinkom izloženosti ionizirajućem zračenju i/ili rendgenskim zracima.

Ponekad liječnicima nije potreban PET i samo zahtijevaju CT određenog dijela tijela. Takav CT je precizniji u usporedbi s kombinacijom s PET/CT, a može uključivati i ubrizgavanje kontrastne boje za pomoć u otkrivanju problema.

Ponekad CT nije od pomoći, posebno kod osoba koje su imale velike stomatološke zahvate, uključujući plombe, krunice ili implantate, koji mogu ometati interpretaciju nalaza. Ako se ne upotrebi CT, pacijent biva pošteđen od primanja znatne količine zračenja, a umjesto toga, može se učiniti MRI potrebnog dijela tijela ili organa.

Prilikom pregleda snimaka radiolozi uspoređuju nove snimke sa starima, kako bi utvrdili je li došlo do nekih promjena. Ovo može biti korisno za utvrđivanje postojanja nove patologije.

POGLAVLJE 17

HITNA POMOĆ, KARDIOPULMONALNO OŽIVLJAVANJE (CPR) I ZBRINAVANJE LARINGEKTOMIRANIH OSOBA TIJEKOM ANESTEZIJE

Umjetno disanje za laringektomirane i druge osobe koje dišu kroz otvor na vratu

Laringektomirane i druge osobe koje dišu kroz otvor na vratu su u velikoj opasnosti od primanja neadekvatne hitne medicinske pomoći u slučaju poteškoća s disanjem ili kada im je potrebna kardiopulmonalna reanimacija (CPR). Osoblje hitnih odjela i službi hitne medicinske pomoći često ne prepoznaju pacijenta koji diše na vrat, ne znaju kako pravilno davati kisik te mogu pogrešno ventilirati pacijenta usta na usta kada je indicirana ventilacija usta na traheostomu (otvor na prednjoj strani vrata). To može dovesti do razornih posljedica. Na ovakav način pacijenti ne dobivaju kisik potreban za preživljavanje.

Mnogo medicinskog osoblja nije upoznato s njegom laringektomiranih osoba jer je laringektomija relativno rijedak postupak. Trenutno se rak grkljana otkriva i liječi rano. Laringektomija je uglavnom indicirana samo za velike tumore ili za tumore koji se ponavljaju nakon prethodnog tretmana. Trenutno postoje samo oko 60.000 osoba koji su prošli ovaj postupak u Sjedinjenim Američkim Državama (SAD). Kao rezultat toga, pružatelji zdravstvenih usluga u hitnoj pomoći imaju manje kontakta s laringektomiranim osobama nego ikada do sad.

U ovom poglavlju opisane su posebne potrebe laringektomiranih i drugih osoba koje dišu kroz otvor na vratu, objašnjavaju se anatomske promjene nakon laringektomije, opisuje kako laringektomirane osobe govore i kako ih prepoznati, objašnjava kako razlikovati totalnu od djelomične/parcijalne laringektomije, i opisuje postupke i opremu koja se koristi za umjetno disanje prilikom spašavanja ovih osoba.

Uzroci naglog respiratornog poremećaja u laringektomiranih osoba. Najčešća indikacija za laringektomiju je karcinom u području glave i vrata. Mnoge laringektomirane osobe trpe i druge zdravstvene probleme koji mogu biti i posljedica same zloćudne bolesti i njenog liječenja, a koje često uključuje zračenje, operaciju i kemoterapiju. Laringektomirane osobe također imaju poteškoće u govoru i zbog toga moraju koristiti različite metode komunikacije.

Najčešći uzrok naglog otežanog disanja kod laringektomiranih osoba je začepljenje dišnih puteva uslijed aspiracije stranog tijela ili čep sasušene sluzi/sekreta. Laringektomirane osobe mogu patiti i od drugih medicinskih stanja uključujući probleme sa srcem, plućima i krvnim žilama, koji su često povezani sa starošću pacijenata.

Totalna laringektomija. Anatomija laringektomiranih osoba razlikuje se od anatomije onih koji nisu prošli ovaj postupak. Nakon totalne laringektomije, pacijent diše kroz traheostomu (otvor u donjoj trećini prednje strane vrata). Nema više veze između dušnika i usta i nosa. Ponekad je laringektomirane osobe teško prepoznati jer mnogi prekrivaju stomu spužvastim filterom, šalom ili drugom odjećom. Mnogi također primjenjuju kasete izmjenjivača topline i vlage ili automatski govorni ventil preko stome (Slika 1).

Načini komunikacije koje koriste laringektomirane osobe. Laringektomirane osobe koristite razne metode komunikacije (vidi Poglavlje 6), uključujući pisanje, tihu artikulaciju, znakovni jezik i tri načina govora: ezofagealni govor, traheoezafagealni govor i govor uz pomoć elektrolarinksa. Svaka od ovih metoda zapravo je zamjena za vibracije koje se kod zdravih osoba ostvaruju glasnicama dok se formiranje riječi vrši jezikom i usnama.

Razlika između traheotomiranih i laringektomiranih osoba. Za medicinsko osoblje je važno razlikovati osobe koje samo djelomično dišu na stomu (traheotomirani) od onih koji u potpunosti i samo dišu na stomu (laringektomirani), jer je menadžment svake od ovih grupa različit. Kod laringektomiranih osoba dušnik nije povezan s gornjim dijelom dišnog puta i disanje se odvija kroz traheostomu. Suprotno tome, iako je traheostoma prisutna i kod traheotomiranih osoba, još uvijek postoji veza između dušnika i gornjeg dijela dišnog puta (slika 10). Iako traheotomirane osobe dišu uglavnom kroz stomu, također mogu disati kroz usta i nos. Opseg disanja kroz gornji dio dišnog puta kod ovih osoba varira.

Mnogo traheotomiranih osoba diše kroz kanilu, koja može biti ispupčena iz stome i često je vezana oko vrata. Neprepoznavanje traheotomiranih osoba (osoba koje djelomično dišu kroz otvor na vratu) može dovesti do neadekvatnog tretmana.

Traheotomirana osoba
(Ventilirati kroz traheostomu uz zatvaranje usta i nosa)

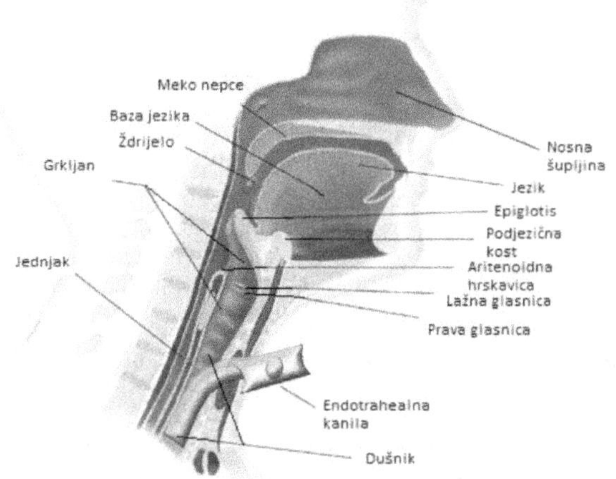

Slika 10. Anatomija traheotomirane osobe

Priprema za umjetno disanje. Koraci za spašavanje osoba koje dišu na traheostomu:

1. Utvrdite da pacijent ne odgovara na poziv,
2. Pozovite službu hitne medicinske pomoći,
3. Postavite osobu u položaj s podignutim ramenima,
4. Otkrijte vrat i uklonite sve što pokriva stomu i što može spriječiti pristup dišnim putevima,
5. Osigurajte dišni put preko stome i uklonite sve što blokira stomu poput spužvastog filtera ili izmjenjivača vlage i topline,
6. Očistite svu sluz iz stome.

Nije potrebno uklanjati podlošku, osim ako ne blokira dišni put. Kanile ili stomalna dugmad mogu biti pažljivo uklonjeni. Govornu protezu ne treba uklanjati, osim ako ne blokira dišni put, jer obično ne ometa disanje ili aspiraciju. Ako je proteza ispala iz ležišta (dislocirana), treba ju ukloniti i zamijeniti kateterom da bi se spriječila aspiracija i zatvaranje fistule. Ako postoji, kanilu će možda trebati aspirirati nakon ubrizgavanja 2-5 ml sterilne fiziološke otopine ili ju u potpunosti ukloniti (vanjski i unutarnji dio) da biste očistili sve čepove od sluzi. Traheostomu treba obrisati i aspirirati. Sljedeći korak je slušanje zvukova disanja iznad stome. Ukoliko je kanila blokirana, prsni koš se možda neće moći podizati.

Ukoliko se kanila koristi prilikom reanimacije, trebala bi biti kraća od uobičajene tako da može stati dužinom dušnika. Kanilu treba nježno staviti u stomu, da se pri tom ne pomakne govorna proteza. Ovo može zahtijevati upotrebu kanile s manjim presjekom.

Ako pacijent normalno diše, prema njemu se mora odnositi kao s bilo kojim pacijentom koji je bez svijesti. Ako je potrebno dugotrajno davanje kisika, isti treba biti ovlažen.

Puls karotidne arterije u vratu kod nekih laringektomiranih osoba možda će biti teško osjetiti zbog postiradiacione fibroze (stvaranja ožiljaka nakon zračenja). Neki pacijenti možda neće imati puls radijalne arterije na jednoj ruci ukoliko je tkivo s te ruke korišteno za slobodni režanj za rekonstrukciju gornjeg dijela dišnog puta.

Ventilacija osoba koje dišu kroz otvor na vratu. Oživljavanje laringektomiranih osoba uglavnom je slično onom koji se izvodi na zdravim osobama s jednim izuzetkom. Ovim osobama se ventilacija i kisik daju kroz njihove stome. To se može postići ventilacijom "usta na stomu" ili pomoću maske za kisik (maska za bebe/malu djecu ili maska za odrasle okrenuta za 90°) (Slike 11 i 12). Beskorisno je pokušavati izvesti ventilaciju "usta-usta".

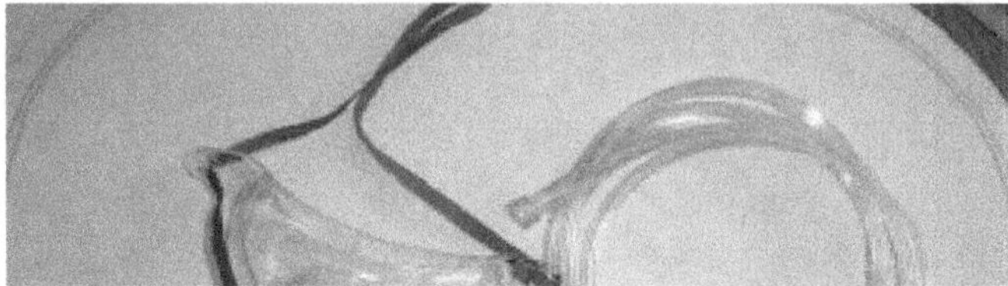

Slika 11.

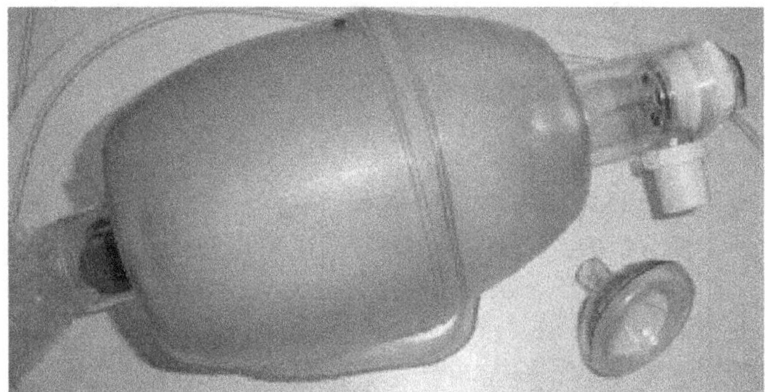

Slika 12.

Ventilacija osoba koje parcijalno dišu kroz otvor na vratu. Iako osobe koje parcijalno dišu kroz otvor na vratu udišu i izdišu uglavnom kroz stomu, oni i dalje imaju povezanost između pluća i nosa i usta. Stoga se zrak može gubiti kroz usta i/ili nos, smanjujući na taj način učinkovitost ventilacije. Iako se traheotomirane osobe ventiliraju kroz stomu, usta treba držati zatvorena kao i nos kako bi se spriječio gubitak zraka ovim putem. To se može uraditi držeći pacijentova usta i nos čvrsto zatvorene.

Zaključno: Osoblje ustanova za hitne slučajeve trebaju biti sposobne prepoznati one osobe koje ne dišu kroz usta i nos. Moguće je da znanje zdravstvenih radnika nije isto u svim zajednicama. Mnogi zdravstveni radnici nisu upoznati s njegom osoba koje dišu na stomu iako se to uči na tečajevima kardio-pulmonalne reanimacije (CPR). Od krucijalne je važnosti da medicinsko osoblje nauči prepoznati osobe koje dišu na stomu i da znaju razlikovati traheotomirane od laringektomiranih osoba. Pravilna administracija kisika i ventilacija osoba koje dišu kroz stomu i specifične detalje kardio-pulmonalne reanimacije (CPR) ovih osoba trebalo bi povremeno vježbati. Medicinska zajednica trebala bi održavati svoje znanje o pravilnom tretmanu osoba koje dišu na stomu, tako da bi se tim osobama mogla pružiti učinkovita pomoć u hitnim situacijama.

Respiratorni problemi jedinstveni za osobe koje dišu na stomu uključuju čepove sluzi i aspiraciju stranog tijela. Iako traheotomirane osobe dišu uglavnom kroz stomu, one i dalje imaju vezu između pluća i nosa i usta. Suprotno tome, kod laringektomiranih osoba ne postoji takva veza. I traheotomirane i laringektomirane osobe treba ventilirati kroz stomu. Međutim, usta i nos trebaju biti zatvorena kad se ventiliraju traheotomirane osobe kako bi se spriječio gubitak upumpanog zraka. Za ventilaciju kroz stomu treba koristiti ventilacijsku masku za dojenčad ili malu djecu.

Osiguravanje odgovarajuće hitne pomoći za osobe koje dišu kroz otvor na vratu uključujući laringektomirane osobe

Osobe koje dišu na traheostomu imaju veliki rizik od neadekvatne terapije u slučaju traženja hitne medicinske pomoći zbog otežanog disanja.

Osobe koje dišu kroz stomu to mogu spriječiti na sljedeće načine:
1. Nošenjem narukvice koja ih identificira kao osobu koje diše kroz stomu,
2. Sastavljanjem liste na kojoj se opisuje njihovo zdravstveno stanje, lijekovi koje koriste, spisak s imenima njihovih liječnika i kontaktnim informacijama,
3. Postavljanjem naljepnice na unutrašnju stranu prozora automobila koja ih identificira kao laringektomirane osobe. Kartica sadrži podatke o načinu kako se ovim osobama pruža hitna medicinska pomoć u hitnim slučajevima,
4. Postavljanjem obavijesti na njihova ulazna vrata koja ih identificira kao osobe koje dišu na stomu,
5. Korištenje elektrolarinksa može biti korisno i omogućiti komunikaciju čak i u hitnim slučajevima. Oni koji koriste govornu protezu možda neće biti u stanju govoriti, jer je moguće potreba za uklanjanjem izmjenjivača vlage i topline,

6. Obavještavanjem službe hitne medicinske pomoći i policije da dišu na stomu te da možda neće moći govoriti u slučaju potrebe za hitnim intervencijama,
7. Osiguravanjem da medicinsko osoblje lokalne službe hitne medicinske pomoći može prepoznati i liječiti osobe koje dišu na stomu.

Laringektomirane osobe trebaju se truditi povećati svijest medicinskog osoblja i osoblja hitne medicinske pomoći u njihovom području. Ovo može biti stalni zadatak, budući da se znanje pružatelja zdravstvenih usluga može mijenjati tijekom vremena.

Video koji objašnjava metode potrebne za ispravnu hitnu pomoć osobama koje dišu na stomu možete pogledati na: http://www.youtube.com/watch?v=YE-n8cgl77Q.

Osobe koje dišu na stomu mogu podijeliti ovu prezentaciju s pružateljima hitne pomoći u svom mjestu (najbliža hitna pomoć i urgentni centar).

Biti podvrgnut nekoj medicinskoj proceduri ili operaciji kao laringektomirana osoba

Podvrgnuti se postupku (npr. kolonoskopiji) sa sedacijom ili nekoj operaciji, bilo u lokalnoj ili općoj anesteziji, veliki je izazov za laringektomirane osobe.

Nažalost, većina medicinskog osoblja koje brine o laringektomiranim osobama prije, za vrijeme i nakon operacije, nisu upoznati s njihovom jedinstvenom anatomijom, kako govore i kako ispravno postupati s njihovim dišnim putovima tijekom i nakon postupka ili operacije. To su prije svega medicinske sestre, medicinski tehničari, kirurzi, pa čak i anesteziolozi.

Zbog toga je preporučljivo da laringektomirane osobe same, unaprijed, objasne svoje jedinstvene potrebe i anatomiju onima koji će ih liječiti. Korištenje ilustriranih objašnjenja ili slika je korisno. Oni koji nose govorne proteze trebali bi omogućiti anesteziologu da pregleda njihovu stomu kako bi shvatio funkciju govorne proteze i postao svjestan razloga zbog kojih ju ne treba uklanjati. Korisno anesteziologu pokazati video koji ilustrira kako se trebaju ventilirati osobe koje dišu na stomu (besplatno dostupno kontaktiranjem Atos Medical Inc.) ili ih uputiti na snimak na YouTube-u: http://www.youtube.com/watch?v=YE-n8cgl77Q.

Medicinsko osoblje treba razumjeti da osoba nakon totalne laringektomije nema povezana usta (ždrijela) i dušnik i zbog toga se ventilacija i aspiracija dišnih puteva treba raditi kroz stomu, a ne kroz nos ili usta.

Podvrgavanje nekoj medicinskoj proceduri sa sedacijom ili operativnom zahvatu pod lokalnom anestezijom je izazov za laringektomirane osobe, jer govor uz pomoć elektrolarinksa ili govorne proteze uglavnom nije moguć. Razlog tomu je to što je stoma prekrivena maskom za kisik, a kretanje pacijentovih ruku moglo bi smetati izvođenju procedure. Međutim, osobe koje koriste ezofagealni govor mogu komunicirati tijekom ovakve medicinske procedure ili operacije pod lokalnom anestezijom.

Važno je prije operacije razgovarati s medicinskim timom o posebnim zahtjevima i potrebama pacijenta. Razgovor je potrebno ponoviti nekoliko puta, prvo s kirurzima, zatim s anesteziologom u preoperativnoj obradi radi procjene, i konačno, na dan operacije, s timom za anesteziju koji će se nalaziti u operacijskoj sali tijekom operativnog zahvata. Kad god se podvrgavate nekoj medicinskoj proceduri ili operaciji pod lokalnom anestezijom, potrebno se dogovoriti s anesteziologom kako ćete ga obavijestiti ukoliko boli ili vas treba aspirirati. Signali rukama, klimanje glave, čitanje s usana ili zvukovi proizvedeni rudimentarnim ezofagealnim govorom, mogu biti od pomoći.

Korištenje ovih savjeta može pomoći laringektomiranim osobama da dobiju adekvatnu njegu.

Nove smjernice za kardio-pulmonalnu reanimaciju (CPR)

Nove smjernice Američkog udruženja za srce CPR 2010 zahtijevaju samo masažu srca; disanje usta na usta više nije neophodno. Glavna svrha novih smjernica je poticanje da više ljudi radi kardio-pulmonalnu reanimaciju. Mnogi izbjegavaju oživljavanje usta na usta, jer osjećaju nelagodu da dišu u usta ili nos neke nepoznate osobe. Ideja novih smjernica je da je bolje raditi samo masažu prsnog koša, nego ne raditi ništa.

Službeni video koji pokazuje praktično CPR dostupan je na: http://www.youtube.com/watch?v=zSgmledxFe8.

Budući da laringektomirane osobe ne mogu davati umjetno disanje usta na usta, stare CPR smjernice isključile su ih iz pružanja respiratornog dijela CPR. Budući da nove smjernice ne zahtijevaju umjetno disanje usta na usta, laringektomirane osobe mogu također raditi CPR. Kako god, kad god je to moguće, treba raditi staru CPR metodu koja zahtijeva i umjetno disanje i masažu srca tj. prsnog koša. Sama masaža srca ne može pacijenta održati tijekom dužeg perioda, jer nema aeracije pluća.

Laringektomirane osobe kojima je potreban CPR također će trebati respiratornu ventilaciju. Jedan od najčešćih uzroka problema s disanjem kod laringektomiranih osoba su začepljenje dišnih putova uslijed čepova sekreta/sluzi ili stranog tijela. Uklanjanje ovih zapreka može biti od suštinske važnosti. Reanimacija usta na stomu je važna i relativno je lakša za izvođenje od disanja usta na usta.

Laringektomirane osobe koje dišu kroz izmjenjivač vlage i topline i izvode CPR na osobi kojoj je potrebna reanimacija, možda će trebati privremeno skinuti isti. To omogućava laringektomiranim osobama da udahnu više zraka, kad trebaju učiniti do 100 potisaka u minuti na prsni koš u sklopu masaže srca.

POGLAVLJE 18

PUTOVATI KAO LARINGEKTOMIRANA OSOBA

Putovanje za laringektomirane osobe može predstavljati izazov. Tijekom putovanja osoba se izlaže nepoznatim mjestima daleko od rutine i udobnosti na koju je navikla. Tijekom putovanja postoji vjerojatnost da će se brinuti za svoje dišne putove na nepoznatim lokacijama. Putovanje obično zahtijeva planiranje unaprijed, tako da neophodne zalihe osnovnih potrepština trebaju biti dostupne za vrijeme putovanja. Jako je važno tijekom putovanja nastaviti voditi brigu o svojim dišnim putovima i drugim medicinskim problemima.

Briga o dišnom putu na letu s komercijalnim aviokompanijama

Letjeti (posebno duge letove) s komercijalnom aviokompanijom donosi mnogo izazova. Nekoliko čimbenika tijekom leta može dovesti do tromboze dubokih vena ili DVT. Oni uključuju dehidraciju (uslijed male vlage u zraku u kabini na velikoj nadmorskoj visini), niži tlak kisika unutar aviona i smanjenu pokretljivost putnika.

Kombinacija ovih čimbenika može biti uzrok nastanka krvnog ugruška u nogama, koji kružeći krvotokom može doprijeti do pluća i izazvati plućnu emboliju. Ovo je ozbiljna komplikacija i hitna medicinska situacija.

Uz to, niska vlažnost zraka može isušiti dušnik i dovesti do nastanka čepova od sasušenog sekreta. zaposlenici aviokompanija obično nisu upoznati s načinima osiguravanja dišnih putova laringektomiranih osoba, tj. da zrak prilikom umjetnog disanja trebaju upuhivati u stomu, a ne u usta ili nos.

U svrhu sprječavanja potencijalnih problema, moguće je poduzeti sljedeće korake:

· Popijte najmanje čašu vode na svaka dva sata u avionu, uključujući i zemaljsko vrijeme
· Izbjegavajte alkoholna i kofeinska pića jer dehidriraju
· Nosite labavu odjeću
· Izbjegavajte križanje nogu dok sjedite jer to može smanjiti protok krvi u nogama
· Nosite kompresivne elastične čarape
· Ako pripadate visokorizičnoj kategoriji pitajte svog liječnika o uzimanju aspirina prije leta kako bi se spriječilo stvaranje krvnih ugrušaka
· Izvodite vježbe za noge i ustanite ili hodajte kad god je to moguće tijekom leta
· Rezervirajte red kraj izlaza, pregrade ili sjedalo uz prolaz koji omogućava veći prostor za noge
· Komunicirajte sa stjuardima i stjuardesama pomoću pisanja, ukoliko buka tijekom leta otežava govor
· Stavljajte fiziološku otopinu u stomu periodično tijekom leta da održite dušnik vlažnim
· Smjestite medicinsku opremu, uključujući opremu za njegu traheostome i elektrolarinks (ako se koristi) na lako dostupnom mjestu u prtljagu koju nosite uz sebe (u avion je dopušteno unijeti trajnu medicinsku opremu i pribor kao dodatnu ručnu torbu)
· Pokrivajte stomu izmjenjivačem topline i vlage (HME) ili vlažnom krpom kako bi se osigurala vlažnost udahnutog zraka
· Obavijestite stjuardesu da ste laringektomirana osoba

Ove mjere olakšavaju i putovanje zrakoplovom laringektomiranim i drugim osobama koje dišu na stomu čine sigurnijim.

Koje zalihe trebate nositi tijekom putovanja?

Kad putujete, korisno je imati uz sebe svu opremu i medikamente koji vam mogu zatrebati u njezi dišnih putova u posebnoj, za to predviđenoj torbi. Torba se ne bi trebala prijavljivati kao prtljaga, a pristup do nje trebao bi biti lak.

Prijedlzi predmeta koje bi trebali ponijeti u torbi:
- Spisak svih lijekova koje redovno uzimate, medicinske dijagnoze, imena i kontakt informacije pružatelja medicinskih usluga, logopeda i recepte za svoje lijekove
- Dokaz o medicinskom i stomatološkom osiguranju
- Zalihu lijekova koje uzimate
- Papirnate maramice
- Pinceta, ogledalo, svjetiljka (s dodatnim baterijama)
- Monitor krvnog tlaka (za one koji imaju visok krvni tlak)
- Fiziološka otopina
- Potrošni materijal za postavljanje podloške za izmjenjivač topline i vlage
- Zaliha izmjenjivača topline i vlage (HME) i podloški za HME
- Nošenje elektrolarinksa (s dodatnom baterijom) može biti od pomoći čak i onima koji koriste govornu protezu u slučaju da iz nekog razloga ne mogu govoriti uz pomoć proteze
- Pojačivač glasa (ako je potrebno, s dodatnim baterijama ili punjačem za bateriju)

Oni koji koriste govornu protezu uz to bi trebali ponijeti:
- Četkicu i pumpicu za ispiranje kako bi mogli očistili govornu protezu
- Dodatni izmjenjivač topline i vlage i dodatnu govornu protezu
- Crveni Foley kateter (koji se može postaviti u traheoezofagealni kanal u slučaju da govorna proteza ispadne

Količina predmeta ovisi o dužini putovanja. Može biti korisno ponijeti kontakt podatke o logopedima i liječnicima u području gdje se putuje.

Priprema kompleta s osnovnim informacijama i potrepštinama

Laringektomirane osobe će možda trebati hitnu i/ili ne hitnu medicinsku pomoć/njegu u bolnici ili drugoj medicinskoj ustanovi. Zbog poteškoća u komunikaciji s medicinskim osobljem i davanjem informacija, posebno kada su u nevolji, korisno je pripremiti dokument s osnovnim informacijama. Pored toga, korisno je nositi komplet koji sadrži predmete i potrepštine neophodne za održavanje njihove sposobnosti komuniciranja i brigu o stomi. Komplet treba čuvati na mjestu koje je lako dostupno u hitnim slučajevima.

Komplet treba sadržavati sljedeće:

- Ažurirani i trenutni sažetak medicinske i operativne medicinske povijesti, alergije i dijagnoze
- Ažuriranu listu lijekova koje je pacijent dobivao, listu rezultata svih postupaka, radioloških pretraga, kao i laboratorijskih testova. Oni se mogu staviti na disk ili USB memorijski uređaj
- Informacije i dokaz o zdravstvenom osiguranju
- Informacije (telefon, adresa e-pošte) ordinirajućeg liječnika, logopeda i članova obitelji i prijatelja
- Lik ili crtež bočnog prikaza vrata koji objašnjava anatomiju gornjeg disajnog puta laringektomiranih osoba i po potrebi označeno mjesto gdje se nalazi govorna proteza
- Bilježnica i olovka
- Elektrolarinks s dodatnim baterijama (čak i za one koji koriste govornu protezu)
- Kutija papirnatih maramica
- Mala količina fiziološke otopine, filtera za izmjenjivač topline i vlage, podloške za izmjenjivač topline i vlage, i oprema potrebna za njihovo postavljanje i uklanjanje te oprema za čišćenje govorne proteze (četkica, pumpica za ispiranje)
- Pinceta, ogledalo, svjetiljka (s dodatnim baterijama)

Dostupnost ovih predmeta, kada tražite hitnu ili redovnu medicinsku pomoć/njegu može biti od velike važnosti.

▍ DODATAK

Korisni izvori informacija:

Informacije American cancer society (Američkog društva za rak) o raku glave i vrata na: http://www.cancer.gov/cancertopics/types/head-and-neck/

Internet stranica za podršku oboljelim od karcinoma glave i vrata Ujedinjenog Kraljevstva na: https://www.macmillan.org.uk/information-and-support/larynx-cancer

International Association of Laryngectomees (Međunarodno udruženje laringektomiranih osoba) na: https://www.theial.com/

Oral Cancer Foundation (Zaklada za oralne karcinome) na: http://oralcancerfoundation.org/

Mouth Cancer Foundation (Zaklada za karcinom usta) na: http://www.mouthcancerfoundation.org/

Podrška osobama oboljelim od karcinoma usta, glave i vrata na:

https://www.spohnc.org/

Web lokacija koja sadrži korisne poveznice/linkove za laringektomirane osobe i druge osobe oboljele od karcinoma glave i vrata na: http://www.bestcancersites.com/laryngeal/

Head and Neck Cancer Alliance (Alijansa za borbu protiv raka glave i vrata) na: http://www.headandneck.org/

Zajednica za podršku Head and Neck Cancer Alliance (Alijanse za borbu protiv karcinoma glave i vrata) na adresi: https://www.inspire.com/groups/head-and-neck-cancer-alliance/ WebWhispers na: http://www.webwhispers.org/ Moj glas - Informativna internet stranica dr. Itzhaka Brooka na: https://dribrook.blogspot.com/

Grupe laringektomiranih osoba na Facebooku:

Throat and Oral Cancer Survivors

Laryngectomy Support

Survivors of Head and Neck Cancer

Larynx laryngeal Cancer Information and Support

Support for People with Oral and Head and Neck Cancer (SPOHNC)

Spisak glavnih dobavljača lijekova i pomagala za laringektomirane osobe:

Atos Medical: http://www.atosmedical.us/

Bruce Medical Supplies: http://www.brucemedical.com/

Fahl Medizintechnik: http://www.fahl-medizintechnik.de/

Griffin Laboratories: http://www.griffinlab.com/

InHealth Technologies: http://store.inhealth.com/

Lauder The Electrolarynx Company: http://www.electrolarynx.com/

Luminaud Inc.: http://www.luminaud.com/

Romet Electronic larynx: http://www.romet.us/

Ultravoice: http://www.ultravoice.com/

O AUTORU

Dr. Itzhak Brook je liječnik, specijalist pedijatrije i zaraznih bolesti. Profesor je pedijatrije u Georgetownu, Sveučilište Washington D.C. i njegovo područje stručnog djelovanja su anaerobne infekcije glave i vrata, uključujući sinusitis. Veliki dio svoje karijere proveo je istražujući infekcije respiratornog trakta i infekcije nakon izloženosti ionizirajućem zračenju. Dr. Brook je služio u američkoj mornarici 27 godina. Autor je šest medicinskih udžbenika, 135 poglavlja u medicinskim knjigama i preko 750 znanstvenih radova. Urednik je tri i pridruženi urednik još četiri medicinska časopisa. Dr Brook je autor knjiga "My Voice - a Physician's Personal Experience with Throat Cancer" i "In the Sands of Sinai - a Physician's Account of the Yom-Kippur War". Član je odbora Alijanse za rak glave i vrata (Head and Neck Cancer Alliance). Dr Brook je dobitnik nagrade "J. J. Conleyja" 2012. godine za predavanje iz medicinske etike Američke akademije za otorinolaringologiju i kirurgiju glave i vrata (American Academy of Otolaryngology-Head and Neck Surgery).

Dr. Brooku je dijagnosticiran rak grla 2006. godine.

www.ingramcontent.com/pod-product-compliance
Lightning Source LLC
Chambersburg PA
CBHW061815250726
48657CB00001B/445